Karin Hermanns

Das Adventskalenderbuch zum Vorlesen

24 leichte und heitere Geschichten

Kaufmann Verlag

Inhaltsverzeichnis

Vorwort 5

Geschichten und Gedichte

1. Dezember: Der Adventskalender ohne Türchen 8
   Winter *(Matthias Claudius)* 11

2. Dezember: Die Schlittschuhläuferin 14
   Schlittschuh laufen *(Wolfgang Müller von Königswinter)* . . 16

3. Dezember: Der Pullover 18
   Der Winterabend *(Hoffmann von Fallersleben)* 21

4. Dezember: Der unerwartete Beschützer 24
   Der erste Schnee *(Adolf Holst)* 27

5. Dezember: Schneemann in Not. 30
   Der Schneemann auf der Straße *(Robert Reinick)* 33

6. Dezember: Der besondere Nikolaus 36
   Lasst uns froh und munter sein *(Volksgut)* 39

7. Dezember: Die Nikolausschuhe 42
   Holler boller Rumpelsack *(Albert Sergel)*. 44

8. Dezember: Der restaurierte Nikolaus. 46
   Geschichte vom Pfefferkuchenmann *(Paul Richter)* 49

9. Dezember: Hals- und Beinbruch 52
   Leise rieselt der Schnee *(Musik: Eduard Ebel; Text: Volksgut)* 54

10. Dezember: Ende gut, alles gut. 56
    Winternacht *(Hoffmann von Fallersleben)* 59

11. Dezember: Die besondere Schlittenfahrt 62
    Bäume leuchtend *(Johann Wolfgang von Goethe)* 65

12. Dezember: Der vorgezogene Heiligabend. 68
    Der kleine Nimmersatt *(Heinrich Seidel)* 71

 3

Inhaltsverzeichnis

13. Dezember: Alter schützt vor Torheit nicht 74
    Der Eislauf *(Hoffmann von Fallersleben)* 77

14. Dezember: Rodeln mit Hindernissen 80
    Schneeflöckchen, Weißröckchen *(Volksgut)* 83

15. Der besondere dritte Advent 86
    Weihnachtslied *(Theodor Storm)* 89

16. Dezember: Das verschwundene Lenchen 92
    Weihnachten *(Joseph von Eichendorff)* 95

17. Dezember: Das verschwundene Fahrrad 98
    Kling Glöckchen *(Musik: Volksgut; Text: Karl Enslin)* 101

18. Dezember: Der Überraschungsgast 104
    Weihnachten *(Hoffmann von Fallersleben)* 107

19. Dezember: Das Heinzelmännchen 110
    Vom Christkind *(Anna Ritter)* 113

20. Dezember: Der Weihnachtshund 116
    Weihnachten *(Theodor Storm)* 119

21. Dezember: Die wundersame Vermehrung 122
    Weihnachten *(Anna Ritter)* 125

22. Dezember: Adventskranz in Not 128
    Der Bratapfel *(Volksgut)* 131

23. Dezember: Die Bescherung 134
    Morgen Kinder, wird's was geben *(Volksgut)* 137

24. Dezember: Das Festmahl 140
    Fröhliche Weihnacht überall *(Volksgut)* 143

Liebe (Vor-)Leserin, lieber (Vor-)Leser,

Die vorweihnachtliche Zeit wird von den meisten Menschen in unserem Land als eine Zeit der Vorfreude erlebt und ist mit vielen positiven Kindheitserinnerungen verbunden. Das gilt auch für Menschen, die an Demenz erkrankt sind.

Die 24 adventlichen Geschichten, Gedichte und Liedtexte in diesem Buch knüpfen am Erinnerungsschatz von Demenzerkrankten an, berühren die Seele und helfen so, kleine adventliche Auszeiten der Freude und Besinnung zu schaffen.

Am Ende jeder Geschichte sind praktische Anregungen zu finden, die das Verstehen der Geschichten unterstützen, die Sinne stimulieren und zu Gesprächen anregen.
Das Buch kann sowohl als Adventskalender verwendet werden als auch in gemütlichen Vorlesestunden in der Vorweihnachtszeit seinen Einsatz finden.

*Herzliche Grüße,
Karin Hermanns*

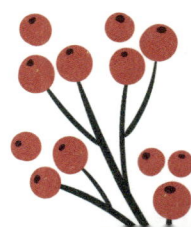

1. Dezember

1. Dezember

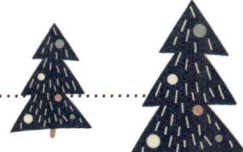

Der Adventskalender ohne Türchen

Es war der erste Dezember und Rosa schaute ein wenig wehmütig auf den Kalender, der neben dem Küchenschrank hing und auf dem eine Schneelandschaft in den Alpen abgebildet war. Kein schlechtes Foto, aber eigentlich hätte dort jetzt anstelle des Landschaftskalenders ihr Adventskalender, an dem kleine Päckchen mit Süßigkeiten baumelten, hängen müssen, den Mama jedes Jahr zu Beginn der Adventszeit für sie vorbereitete. Aber dieses Jahr war alles anders. Mama war der Auffassung, dass sie mit ihren vierzehn Jahren langsam zu alt für einen normalen Adventskalender sei, und hatte eine andere Idee vorgeschlagen, wie man das Warten auf Weihnachten sinnvoller gestalten könnte. Jeden Tag sollte sie sich für jemanden, der es vielleicht brauchen könnte, eine kleine Freude ausdenken, wofür sie dann als Belohnung am Abend feierlich eine Figur in die bereits im Wohnzimmer aufgebaute Krippenlandschaft stellen dürfte. Sie liebte zwar die wunderschön geschnitzten Krippenfiguren, die Heiligen Drei Könige mit ihren prächtigen Gewändern, die Hirten mit ihren Lämmern und ganz besonders das kleine Jesuskind, das so süß lächelte und immer als Letztes am Heiligabend in die Krippe gelegt wurde. Aber für Süßigkeiten aus einem Adventskalender fühlte Rosa sich eigentlich trotzdem nicht zu alt.

Nun, was Mama einmal beschlossen hatte, war selten umzustoßen, und so überlegte Rosa sich schweren Herzens, wem sie heute eine Freude machen könnte. Oma Fischbach, die nebenan wohnte, war nicht mehr so gut zu Fuß und würde sich vielleicht freuen, wenn sie für sie einkaufen ginge, überlegte Rosa. Gedacht, getan. Und tatsächlich, Oma Fischbach konnte sich vor Freude gar nicht mehr einkriegen, als Rosa ihr ihre Dienste anbot. „Nein, so ein liebes Kind, das an uns alte Menschen denkt", rief sie in einer Tour und drückte Rosa gleich als Dankeschön eine Tafel Schokolade in die Hand. Rosa war so viel Dankbarkeit fast ein wenig peinlich, freute sich aber trotzdem, wobei sie nicht genau wusste, was sie mehr berührte, das Lob oder die leckere Schokolade. Abends stellte Rosa mit einem stolzen Gefühl die erste Figur in die Krippenlandschaft.

Am zweiten Dezember besuchte Rosa Opa Heinrich, der vor einem Jahr seine Frau verloren hatte und sich etwas einsam fühlte. Sie las ihm vor, kochte ihm eine Tasse Kaffee und spielte mit ihm „Mensch ärgere dich nicht". Als sie sich verabschiedete, legte Opa Heinrich ihr feierlich eine kleine Kette, die früher seine Frau getragen hatte, in die Hand. Rosa war den Tränen nahe und langsam dämmerte ihr, dass die Idee ihrer Mutter, einen Adventskalender einmal anders zu gestalten, richtig spannend war und sie auf keinen Fall dabei zu kurz kam.

Bis zum Heiligabend war Rosa nun jeden Tag unterwegs, um wie ein Engel einem anderen Menschen eine Freude zu bereiten, und jedes Mal kehrte sie mit einem kleinen Geschenk in der Hand nach Hause zurück, das tausendmal schöner war als eine Süßigkeit aus ihren früheren Adventskalendern. Aber es war nicht nur die Freude über die Geschenke, die sie von den Menschen erhielt, die ihr Herz erfüllte, sondern auch jene Freude, die man erlebt, wenn man anderen Menschen Gutes tut. An jedem Abend, wenn Rosa nach getanem Liebesdienst andächtig eine weitere Figur im Wohnzimmer in die Krippenlandschaft stellte, dämmerte ihr mehr, dass die Freude, die man anderen macht, ins eigene Herz zurückkehrt.

Als Rosa am Heiligabend, nachdem sie einem Bettler auf der Straße eine kleine Tüte selbst gebackener Plätzchen hingestellt hatte, feierlich die letzte Figur, das Jesuskindchen, in die Krippe im Wohnzimmer legte, schien dies ganz besonders freundlich zu lächeln und mächtig stolz auf Rosa zu sein.

1. Dezember

Anregungen:

Legen Sie als Anschauungsmaterialien verschiedene (auch nostalgische) Adventskalender auf den Tisch und fragen Sie Ihre(n) Zuhörer, ob sie/er als Kind einen Adventskalender besaßen/besaß.

Auch Krippenfiguren und eine Unterhaltung darüber helfen sich zu erinnern und angenehme Gefühle zu wecken.

Fragen Sie Ihren/Ihre Zuhörer, womit man ihm/ihnen eine Freude machen könnte.

Vielleicht kann auch jemand zu dem Thema „Die Freude, die man anderen macht, kehrt ins eigene Herz zurück!" einen Beitrag leisten.

Winter

Der Winter ist ein rechter Mann,
Kernfest und auf die Dauer;
Sein Fleisch fühlt sich wie Eisen an
Und scheut nicht Süß noch Sauer.

Er zieht sein Hemd im Freien an
Und lässt's vorher nicht wärmen,
Und spottet über Fluss im Zahn
Und Kolik in Gedärmen.

Aus Blumen und aus Vogelsang
Weiß er sich nichts zu machen,
Hasst warmen Drang und warmen Klang
Und alle warmen Sachen.

Doch wenn die Füchse bellen sehr,
Wenn's Holz im Ofen knistert,
Und an dem Ofen Knecht und Herr
Die Hände reibt und zittert;

Wenn Stein und Bein vor Frost zerbricht
Und Teich und Seen krachen,
Das klingt ihm gut, das hasst er nicht,
Dann will er sich totlachen. –

Sein Schloss von Eis liegt ganz hinaus
Beim Nordpol an dem Strande;
Doch hat er auch ein Sommerhaus
Im lieben Schweizerlande.

Da ist er denn bald dort, bald hier,
Gut Regiment zu führen.
Und wenn er durchzieht, stehen wir
Und sehn ihn an und frieren.

Matthias Claudius

2. Dezember

2. Dezember

Die Schlittschuhläuferin

Die Zöpfe flatterten lustig im Wind und die Eiseskälte hatte die Wangen von Lotti zum Glühen gebracht. Seit Stunden schoss sie auf ihren Schlittschuhen, die sie am großen Zeh schon ein wenig drückten, über den gefrorenen See. Nun, vielleicht hatte das Christkind ein Einsehen und würde ihr zu Weihnachten ein paar neue bescheren, und am besten auch gleich einen wärmeren Mantel, ihrer war nämlich viel zu dünn und hielt kein bisschen warm. Die kratzigen Wollstrümpfe an ihren Beinen waren bei der bissigen Kälte auch nicht besonders geeignet, aber in ihrer Freude am Laufen vergaß Lotti einfach die Minusgrade.

Rauf und runter ging die Fahrt, dabei umschiffte sie gekonnt die tiefen Rillen, die durch das viele Fahren bereits im Eis entstanden waren.
Sie machte wirklich eine gute Figur und einige Jungs und Mädchen, die mit ihr auf dem Eis waren, klatschten Beifall, wenn Lotti eine wirbelnde Pirouette hinlegte.
„Du wirst noch einmal Eiskunstläuferin!", schrie Alfred, der Junge von nebenan, hinter ihr her und bekräftigte seine Meinung durch einen kleinen Pfiff durch die Finger.
Lotti fuhr noch ein bisschen schneller und wagte kleine Hopser, als es passierte. Irgendwie hatte sie sich im Schwung verkalkuliert und landete mit einem harten Bums voll auf dem Eis.
Die Kinder drum herum lachten, halfen ihr aber dann doch auf die Beine. Lotti schämte sich ein wenig, zum Glück hatte sie sich nichts gebrochen. Nur eine dicke blaue Beule am Kopf war zu sehen, die sie gleich mit Schnee kühlte.

Man sollte doch nicht zu übermütig werden. Wie war das? Hochmut kommt vor dem Fall! Sie würde das beherzigen, und da es eh schon dunkel wurde, machte sie sich für heute auf den Heimweg. Zu Hause war sie zu müde, um sich auszuziehen. Mama half ihr und machte ihr ein herrlich warmes Fußbad. Die Füße kribbelten und das Auftauen tat ein wenig weh. Dann aber genoss Lotti die Wärme, die sich langsam im ganzen Körper ausbreitete. Und als Mama ihre Füße liebevoll trocken rubbelte und sie wie ein Geschenk in ein Handtuch einpackte, war die Welt für Lotti wieder in Ordnung und auch der Ausrutscher auf dem Eis vergessen. Sie würde nachts gut schlafen und morgen nach den Hausaufgaben wieder über das Eis sausen.

Anregungen:

Als Anschauungsmaterial stellen Sie alte Schlittschuhe oder Fotos davon in die Mitte.

Ein Eiswürfel, der kurz in die Hand gegeben wird, kann die Kälte wahrnehmbar machen.

Wenn es die Situation zulässt, lassen Sie Ihren Angehörigen oder die Zuhörer in den Genuss eines liebevoll durchgeführten Fußbades kommen. Werden die Füße anschließend mit warmem Öl leicht massiert und dann in ein vorgewärmtes Handtuch gewickelt, empfinden das viele demenzerkrankte Menschen als wohltuend. Allerdings nur bei Gefallen durchführen!

Schlittschuh laufen

Der Winter geht so starr und kalt,
Der Teich ist festgefroren,
Frischauf die Schlittschuh angeschnallt,
Die Pelze um die Ohren!

Wir gleiten hin, wir gleiten her
Auf spiegelglattem Eise,
Wir schwingen uns die Kreuz und Quer
Und schlingen unsre Kreise.

Und plumpst auch einer 'mal dahin,
Das darf nicht scheu ihn machen,
Er stehet auf mit frischem Sinn
Und er beginnt zu lachen.

Er mischt sich wieder in die Reih'n
Und läuft in Freude weiter,
Denn auf dem Eis, da muss man sein
Recht munter, frisch und heiter.

Wolfgang Müller von Königswinter

3. Dezember

3. Dezember

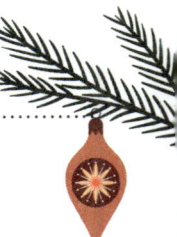

Der Pullover

Margarete setzte ihr rotes Handarbeitskörbchen, das man oben mit einer Kordel zuziehen konnte, auf der Tischplatte ihrer Schulbank ab und kramte ihre Stricknadeln und rote Wolle hervor. Heute war Handarbeitsstunde, worauf sich Margarete immer besonders freute. Fräulein Hinrichs war zwar eine strenge, aber nicht herzlose Lehrerin. Sie liebte keine Bummeleien, auch kein unordentliches Arbeiten, und ein vergessenes Handarbeitskörbchen war für sie eine Schande. Nun, irgendwie hatte sie auch recht, schließlich sollte das Werk am Ende gut aussehen und Freude machen. Das verlangte Einsatz. So gab sich Margarete redlich Mühe, gleichmäßige Maschen aufzunehmen und in großer Sorgfalt das Muster „zwei rechts – zwei links – zwei aufnehmen" durchzuhalten. Es sollte ein Pullover für Mama werden, den sie ihr zu Weihnachten schenken wollte. Wenn einige ihrer Schulkameradinnen mit ihren Werken nicht vorankamen, nahmen sie heimlich ihre angefangenen Stücke mit nach Hause und ihre Mütter spielten dann Heinzelmännchen und brachten die Arbeit ein Stück voran. Da der Pullover aber eine Überraschung für Mama werden sollte, musste Margarete alles dransetzen, es allein und besonders gut zu schaffen. Mama fror immer leicht und Margarete malte sich, während sie strickte, in Gedanken aus, wie Mama strahlen würde, wenn sie den selbst gemachten Pullover unter dem Weihnachtsbaum auspacken würde.
Ihre Nachbarin Henriette häkelte lieber und arbeitete an einer eierschalenfarbenen Kissenplatte. Die Stunde verflog im Nu und Margarete betrachtete stolz ihr Werk. Auch Fräulein Hinrichs war ziemlich zufrieden, obwohl einige Teile nicht ganz gleichmäßig aussahen. Margarete hatte wohl manchmal unter der Anstrengung und in ihrem Eifer, es besonders gut machen zu wollen, die Finger verkrampft und die Maschen waren etwas enger und fester gestrickt.

3. Dezember

„Es ist noch kein Meister vom Himmel gefallen", bemerkte Fräulein Hinrichs, lobte aber den guten Willen und den Fleiß von Margarete. Nach einigen Handarbeitsstunden kam dann endlich der spannende Moment: alle einzelnen Teile sollten zusammengesetzt werden. Fräulein Hinrichs begutachtete zuvor noch ein letztes Mal Margaretes Werk, indem sie die gestrickten Stücke durch ihre Hände gleiten ließ. Plötzlich stockten ihre Bewegungen und einer ihrer Finger bohrte sich zum Schreck von Margarete durch eine lockere Stelle. Margarete erkannte es sofort: Mitten im Vorderteil hatte sie wohl irgendwo eine Masche fallen lassen und ein hässliches Loch war zu sehen, das hämisch zu grinsen schien, wie Margarete fand. Jetzt war guter Rat teuer. Mama konnte wohl kaum mit einem Loch im Pullover rumlaufen. Aber alles noch einmal aufzuziehen und von vorne anzufangen, das würde sie bis Weihnachten nicht schaffen.
Margarete fühlte sich elend und die ersten Tränen kullerten die Wangen herunter. Da hatte Fräulein Hinrichs eine rettende Idee. Sie verschwand kurz hinter ihrem Pult, nahm dort eine Schachtel heraus und zauberte aus ihr kleine, handgearbeitete Stoffblümchen hervor. „Die kannst du auf das Loch nähen und noch ein paar dazu auf die Vorderseite setzen", riet Fräulein Hinrichs.
Margarete hörte auf zu weinen und befolgte den Rat ihrer Lehrerin. Nach getaner Arbeit sah der Pullover aus, als wäre nichts gewesen, und die Blümchen gaben ihm sogar einen besonderen Pfiff. Margarete fühlte sich gerettet und bedankte sich strahlend und mit einem Kricks bei Fräulein Hinrichs.
Als Mama den Pullover am Heiligabend auspackte und in das vor Aufregung rot gewordene Gesicht ihrer Tochter blickte, fand sie ihn allerliebst. Besonders die süßen kleinen Stoffblümchen auf der Vorderseite hatten es ihr angetan.

3. Dezember

Anregungen:

Deponieren Sie einen Handarbeitskorb von früher und/oder rote Wolle, Stricknadeln und eventuell ein angefangenes Stück Gestricktes mit einem Loch auf dem Tisch in der Mitte. In das Loch kann bzw. können der/die Zuhörer mal ihren Finger durchstecken.

Vielleicht möchte jemand nach dem Vorlesen auch probieren, ein paar Maschen zu stricken. Man kann auch ein Stück Gestricktes mit Stoffblümchen auf den Tisch legen. Das Strickstück darf selbstverständlich in die Hand genommen und untersucht werden. Nimmt man weichere Wolle, fühlt sich das besonders angenehm an.

Der Winterabend

Der Winterabend, das ist die Zeit
der Arbeit und der Fröhlichkeit.
Wenn die andern nähen, stricken und spinnen,
dann müssen wir Kinder auch was beginnen;
wir dürfen nicht müßig sitzen und ruhn,
wir haben auch unser Teil zu tun.
Wir müssen zu morgen uns vorbereiten
und vollenden unsere Schularbeiten.
Und sind wir fertig mit Lesen und Schreiben,
dann können wir unsere Kurzweil treiben …
Und ist der Abend auch noch so lang,
wir kürzen ihn mit Spiel und Gesang.
Und wer ein hübsches Rätsel kann,
der sagt's, und wir fangen zu raten an.

Hoffmann von Fallersleben

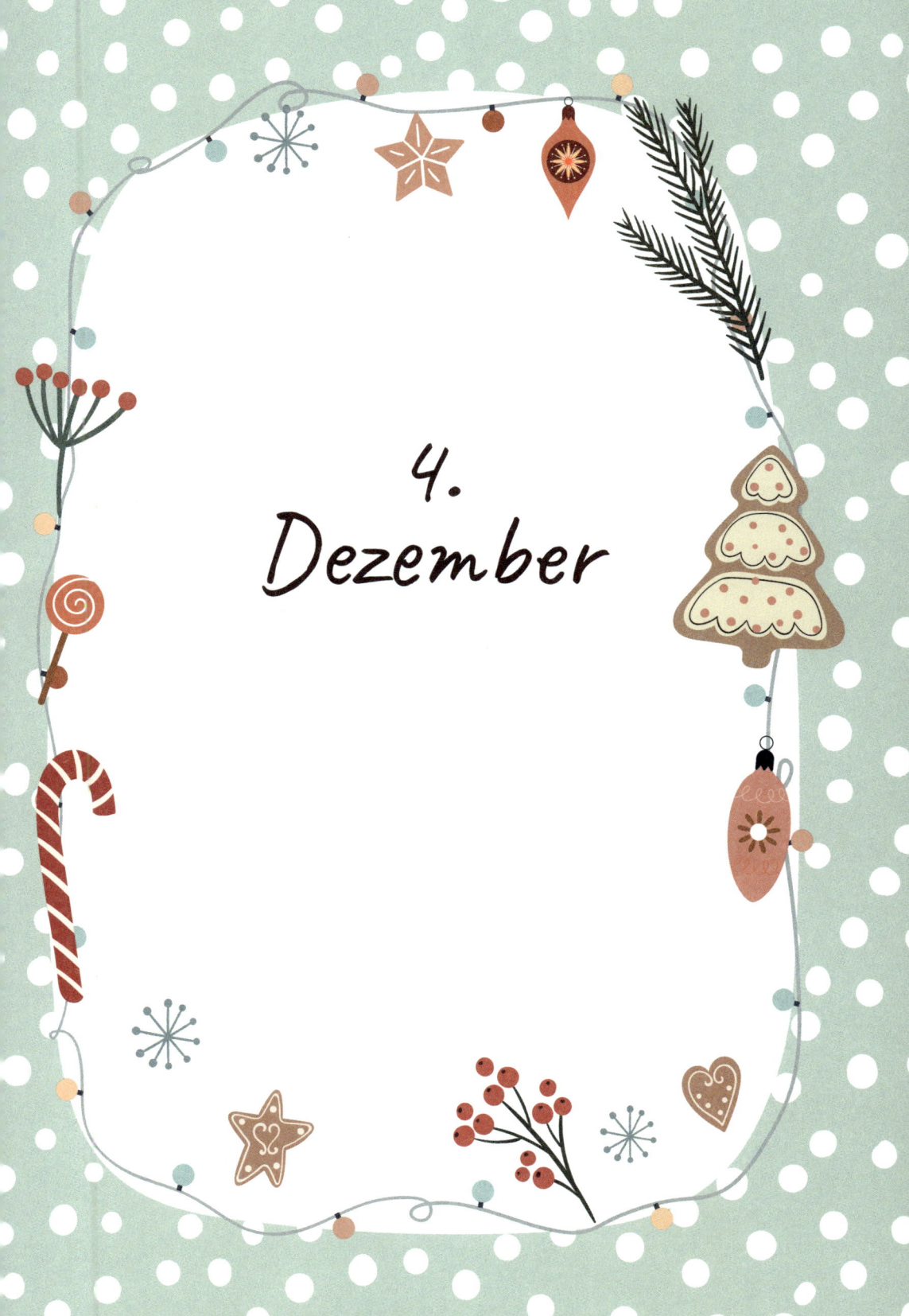

4. Dezember

4. Dezember

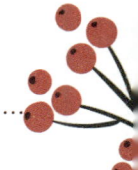

Der unerwartete Beschützer

Es war Anfang Dezember und der Winter zeigte bereits gewaltig seine Zähne. Eine dicke Schneeschicht bedeckte Straßen und Gehwege und überall waren hohe Schneehaufen aufgeschichtet. Klaus kämpfte sich missmutig durch das weiße Pulver. Sein Ranzen drückte heute besonders heftig auf seine schmalen Schultern und sein Magen sehnte sich nach Mittagessen. Seine Füße waren so durchgefroren, dass er sie kaum noch fühlte. Er hasste die Schule, nicht weil ihm das Lernen schwerfiel, nein, ganz im Gegenteil, sondern weil er unter seinen Kameraden litt, die keine Gelegenheit ausließen, ihn zu hänseln. Für seine zehn Jahre war er ziemlich klein geraten, manche seiner Schulkameraden überragten ihn um mindestens zwei Köpfe. Besonders kräftig war er auch nicht und zog beim Armdrücken oder im Sport chronisch den Kürzeren. Außerdem trug er wegen seines Sehfehlers eine dicke Hornbrille. Manche machten sich einen richtigen Spaß daraus, ihn zu ärgern oder zu demütigen. Erst heute Morgen hatten sie ihm wieder seine Mütze vom Kopf gerissen und damit Fangen gespielt. In Gedanken hörte er noch ihr höhnisches „Hol' sie dir doch, Brillenschlange, hol' sie dir doch!". Er hatte das natürlich nicht geschafft und musste sie sich später von einem Strauch angeln, wo die gemeinen Schurken sie viel zu hoch für ihn aufgehängt hatten. Er freute sich schon auf die Weihnachtsferien, wenn der Spuk für ein paar Tage ein Ende hatte. Als Klaus noch gerade seinen schwermütigen Gedanken nachhing, passierte es schon wieder. Einige seiner Schulkameraden hatten ihm hinter einem aufgeschaufelten Schneeberg aufgelauert, sprangen ohne Vorwarnung aus dem Versteck und stellten sich ihm in den Weg. „Na, Kleiner, hast' dich heute schon ordentlich gewaschen?", feixten sie und seiften ihn dann so mit Schnee ein, dass ihm Hören und Sehen verging. Er wehrte sich zwar mit Händen

4. Dezember

und Füßen, trat um sich wie ein wild gewordener Handfeger, aber das half nichts. Erst als er so laut schrie, dass Passanten auf ihn aufmerksam wurden, ließen die Übeltäter von ihm ab. Jetzt fror Klaus noch mehr. Denn sie hatten ihm Schneebälle hinten in den Kragen gesteckt, die jetzt langsam tauten und kalt seinen Rücken hinunterliefen. Mit hängendem Kopf schlich Klaus nach Hause und fürchtete den nächsten Schultag, vor allem den Nachhauseweg, so sehr, dass er nur bei dem Gedanken daran weiche Knie bekam.

Der nächste Tag kam und Klaus tröstete sich mit der leisen Hoffnung, dass sie ihn heute mal in Ruhe lassen würden. Aber das war ein frommer Wunsch. Schon von Weitem sah Klaus zwei von ihnen auf sich zukommen. Weglaufen half nichts, die anderen waren ohnehin schneller. So blieb er stehen und wartete hilflos auf seine Abreibung. Schon flogen die ersten Schneebälle auf ihn zu und er spürte, wie einer der beiden sich an seiner Mütze zu schaffen machte. Als sie ihn gerade so richtig in die Zange nehmen wollten, geschah plötzlich ein Wunder. So kam es Klaus zumindest vor. Frank, ein großer, kräftiger Schüler, der bereits in die Oberstufe ging, war aus dem Nichts aufgetaucht und baute sich vor seinen Widersachern auf. Völlig perplex ließen die ihre Schneebälle fallen und wollten die Flucht ergreifen. Aber Frank packte sie beide geschwind am Kragen und verpasste ihnen, ohne zu fackeln, so heftige Ohrfeigen, dass sie ihre Wangen im Anschluss mit den Schneebällen, die sie für Klaus vorgesehen hatten, kühlen mussten. „Wenn ihr ihn noch einmal anfasst, droht euch Schlimmeres!", brüllte Frank ihnen, nachdem er mit ihnen fertig war, hinterher, und zu Klaus gewandt sagte er: „Wenn sie dir wieder auflauern sollten, sag' mir Bescheid!"

Klaus, der die ganze Zeit wie versteinert dagestanden hatte, erwachte endlich aus seiner Erstarrung und brachte ein stammelndes „Dankeschön" für seinen unerwarteten Beschützer hervor. Der ver-

4. Dezember

abschiedete sich mit einem schelmischen „Kopf hoch, Kleiner!", während er Klaus die heruntergefallene Mütze auf den Kopf zog. Und tatsächlich ließen die Rabauken Klaus von diesem Tag an in Ruhe, erst aus Angst vor Frank, der sein Versprechen, Klaus zu beschützen, hielt, und später, weil Klaus einen mächtigen Schuss in die Höhe machte und plötzlich alle anderen Schulkameraden um einen Kopf überragte.

Anregungen:

Legen Sie eine Pudelmütze und eine alte Hornbrille als Anschauungsmaterial auf den Tisch.

Fotos von früher, die Schulklassen oder Kinder mit Schulranzen zeigen, unterstützen das Verstehen des Textes und lassen oft eigene Erinnerungen des bzw. der Zuhörer aufsteigen.

Geben Sie nach dem Vorlesen der Geschichte Raum zum Erzählen aus dem Schulalltag des bzw. der Zuhörer, u. a. welche guten oder auch schlechten Erfahrungen mit Mitschülern oder Lehrern gemacht wurden.

Der erste Schnee

Nein, wer hätte das gedacht
beim Zur-Schule-Gehn!
Heute morgen um halb acht
war noch nichts zu sehn.
Keine Flocke rings im Kreis,
jetzt ist alles zuckerweiß.
Wie das wirbelt, tanzt und sprüht!
Weiß ist jedes Haus.
Unsre Schule selber sieht
wie ein Schneemann aus.
Kinder, Bälle nun gemacht!
Heut gibt's eine Schneeballschlacht!

Adolf Holst

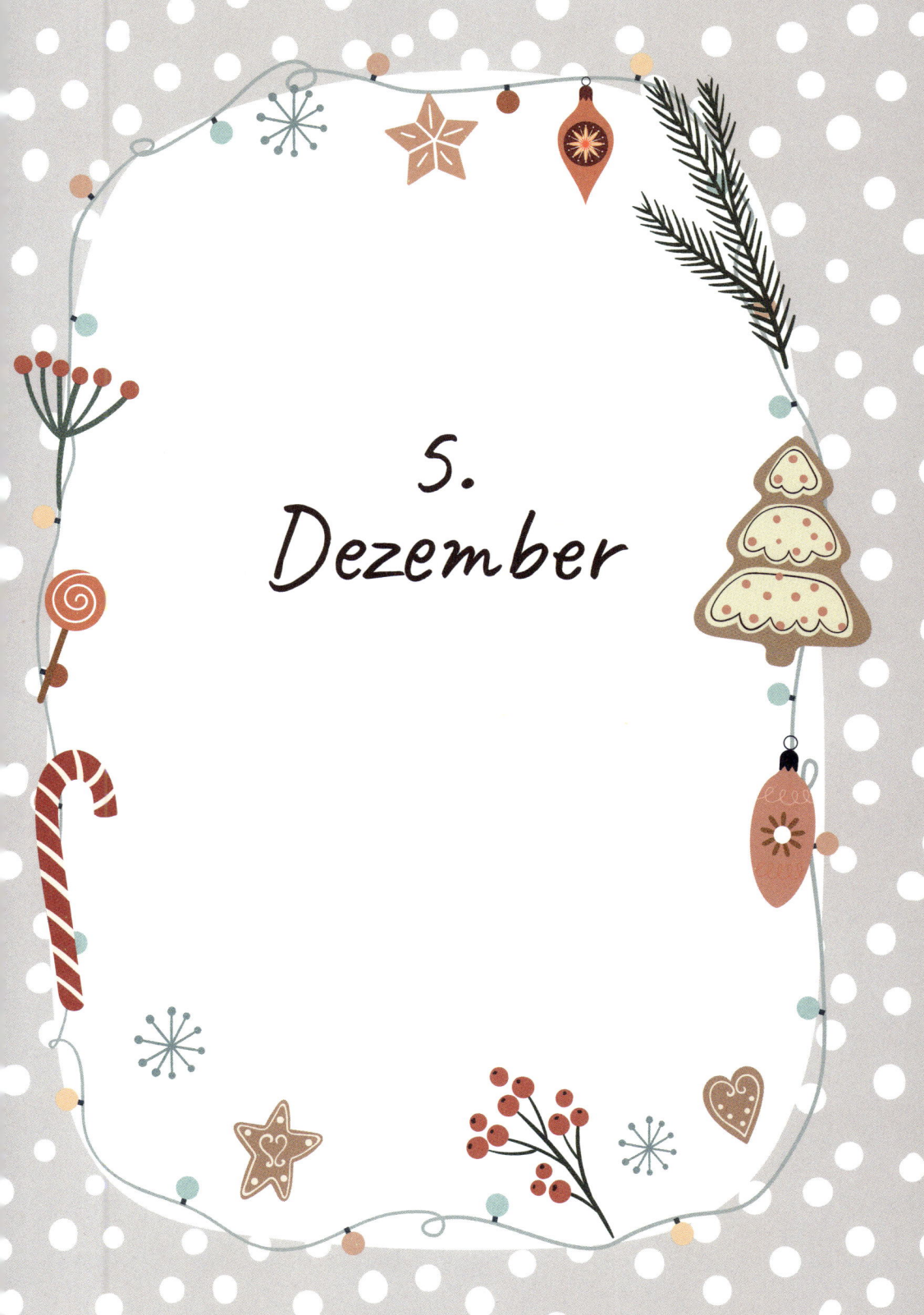

5. Dezember

5. Dezember

Schneemann in Not

Irgendetwas hatte Hilke geweckt. Wahrscheinlich waren es die Strahlen des Vollmonds gewesen, die hell in ihr Zimmer fielen. Die Uhr im Esszimmer hatte gerade zwölfmal geschlagen, sodass es kurz nach Mitternacht sein musste. Eltern und Geschwister schienen, wie sich das zu dieser Zeit gehörte, tief und fest zu schlafen. Aber Hilke war hellwach, stieg, obwohl sie erst fünf war, leise aus ihrem Bett, schlüpfte in ihre Puschen und schlich zum Fenster, das von glitzernden Eisblumen überzogen war. Vorsichtig hauchte sie sich ein Guckloch hinein, denn sie wollte nach ihrem Freund, dem Schneemann, sehen, den sie am Tag zuvor mit ihren Geschwistern gebaut hatte und der nun einsam und verlassen im Hof stand.

Wie klein und zerbrechlich er doch aussah, stellte Hilke fest. Er war wirklich kein stattliches Exemplar. Schuld daran war der wegen der Kälte zu pulverige Schnee gewesen, der nicht recht hatte kleben wollen. Draußen war es bitterkalt und der Wind wirbelte die Schneeflocken unaufhörlich um die Nase des kleinen Schneemanns, die aus einer Mohrrübe bestand. Irgendwie blickte er traurig aus seinen schwarzen Kohleaugen, wahrscheinlich, weil er so entsetzlich fror, nahm Hilke an. Zwar hatten sie ihm einen alten Hut von Opa auf den Kopf gesetzt und einen roten Schal um den Hals gewickelt, aber am Körper war er völlig nackt und seine Füße versanken zunehmend in dem ständig höher werdenden Schnee.

Hilke lief in ihrem kalten Zimmer selbst eine Gänsehaut über den Rücken. Sie empfand Mitleid mit dem Schneemann und überlegte, wie sie ihn aus seiner misslichen Lage befreien konnte. Eigentlich sollte sie lieber wieder in ihrem warmen Federbett verschwinden, schließlich war bald Weihnachten und sie wollte sich auf keinen Fall eine Erkältung einhandeln. Aber den Schneemann einfach draußen seinem Schicksal zu überlassen, schien ihr auch nicht

richtig. Mama hätte sicher nichts dagegen, wenn der Schneemann in der Diele übernachten würde, da könnte er sich ein wenig aufwärmen. Schließlich sollte man in der Adventszeit Gutes tun und mit anderen teilen, hatte Vater bei der Abendandacht gesagt.
Ohne noch weiter darüber nachzudenken, schlüpfte Hilke in ihre Winterstiefel, zog ihren Mantel über ihr Nachthemd und verfrachtete kurzerhand den kleinen weißen Freund in die Diele. „Jetzt geht's dir besser", ermunterte Hilke den neuen Gast im Haus, drückte ihm noch schnell einen Gute-Nacht-Kuss auf seine kalten Wangen und verschwand mit einem glücklichen Gefühl, das sich immer einstellte, wenn man eine gute Tat vollbracht hatte, in ihrem Bett. Ihre eiskalten Hände und Füße tauten unter der Wärme des Federbetts schnell auf und bald war sie wieder im Land der Träume.
Am nächsten Morgen wurde Hilke durch ein lautes „Du lieber Himmel, was ist denn das? Ist unser Dach etwa undicht?" von Mama geweckt. Eine riesige Pfütze, in der eine Möhre, einige Kohlenstückchen, ein Hut und ein Schal schwammen, versperrte den Weg zur Küche. Mama watete auf Zehenspitzen und mit hochgezogenem Nachthemd unerschrocken hindurch, angelte in der Besenkammer nach einem Eimer samt Aufwischlappen und rückte der Überschwemmung zu Leibe.
Hilke, die barfuß herbeigeeilt war, war entsetzt und fing an zu weinen: „Wo ist mein Schneemann? Was ist mit ihm passiert?"
Papa nahm Hilke auf den Arm und entlockte ihr nach einigen Tröstungsversuchen das nächtliche Geheimnis. „Du Dummerchen", sagte er und gab ihr Nachhilfe in den Gesetzen der Physik, wonach Schnee in der Wärme zu Wasser wird. „Schneemänner können nur draußen leben, sie lieben die Kälte, in der Wohnung geht es ihnen schlecht, sie schmelzen", erklärte er ihr liebevoll.
Als Hilke nach dem Frühstück mit ihren Geschwistern einen neuen Schneemann baute, hatte sie dazugelernt. Schneemänner gehörten

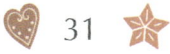

5. Dezember

nicht ins Haus, auch wenn sie es gut gemeint hatte. Das würde sie in ihrem Leben wahrscheinlich noch öfter lernen müssen, dass nicht alles, was man gut meint, auch gut für den anderen ist.

Anregungen:

Sie könnten Eiswürfel aus Wasser, die Sie auf den Tisch legen, als Anschauungsmaterial benutzen. Der bzw. die Zuhörer kann / können dann beobachten, wie das Eis langsam schmilzt.
Vielleicht unterhalten Sie sich mit dem bzw. den Zuhörer(n), wie er / sie früher als Kind oder mit den eigenen Kindern Schneemänner gebaut hat / haben. Wie hat man sie gestaltet?
Im Winter bei Schneefall kann man vielleicht draußen zusammen einen Schneemann bauen oder zum Betrachten vors Fenster stellen.
Eine weitere Möglichkeit ist das Erzählen über andere Winterfreuden oder Erlebnisse im Schnee (Schneeballschlachten, Rodeln, Skifahren etc.).
Das Gestalten eines Schneemanns aus Styroporkugeln und entsprechenden Zusatzmaterialien eignet sich ebenfalls,
das Gehörte spaßvoll zu vertiefen. Ein Schneemann, der in Form eines Puzzles aus vier oder fünf größeren Teilen zusammengelegt werden kann, macht ebenfalls Freude und ist je nach Schweregrad der Erkrankung meist schon eine Herausforderung.

Der Schneemann auf der Straße

Der Schneemann auf der Straße
trägt einen weißen Rock,
hat eine rote Nase
und einen dicken Stock.
Er rührt sich nicht vom Flecke,
auch wenn es stürmt und schneit.
Stumm steht er an der Ecke
zur kalten Winterszeit.
Doch tropft es von den Dächern
im ersten Sonnenschein,
da fängt er an zu laufen,
und niemand holt ihn ein.

Robert Reinick

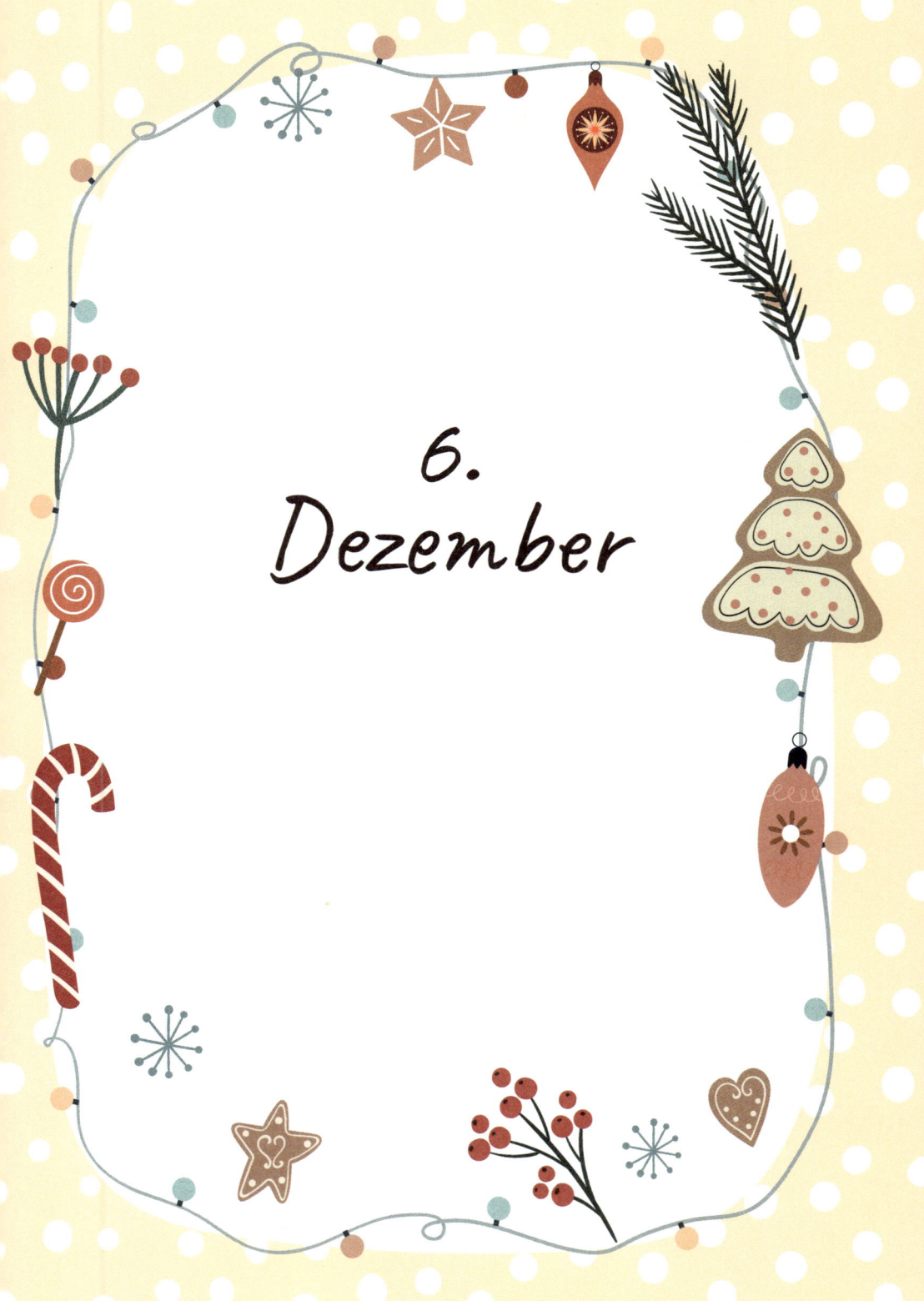

6. Dezember

6. Dezember

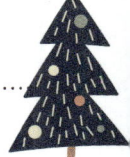
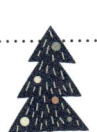

Der besondere Nikolaus

Hans keuchte und sein Herz schlug so schnell wie das eines Marathonläufers. Endlich hatte er es geschafft, die ollen Kohlebriketts in den dritten Stock zu schleppen, wo er mit Mama und seinen beiden Schwestern wohnte. Er war gerade zehn geworden und der Mann im Haus, seit Papa an der Front war. Oder der „Große", wie Mama ihn liebevoll nannte, was ihn immer ein wenig mit Stolz erfüllte. Seine Schwestern Mariechen und Hannelore waren für solche verantwortungsvollen Aufgaben auch noch zu klein. Und Kohlenschleppen war ohnehin Männersache. Er musste sich beeilen, denn der Kohleofen in der Wohnküche brauchte Nachschub. War er erst einmal ausgegangen, war es eine Schinderei, ihn wieder in Gang zu setzen. Außerdem war es Dezember, draußen lag jede Menge Schnee und der Wind pfiff mit einer Schärfe ums Haus, dass einem sämtliches Gedärm einfror.

In der Wohnküche dagegen kam Hans eine wohlige Wärme entgegen und die ständig wiederkehrende Ermahnung von Mama „Mach' bloß die Türe zu, wir können nicht die Straße heizen", kaum dass man die Tür nur einen Spalt geöffnet hatte.

Heute wollte Mama es besonders warm haben, denn es war Nikolaustag und gleich wollten Tante Frieda und Frau Paulekuhn aus dem ersten Stock zum Kaffeetrinken vorbeikommen. Mama hatte schon mit den hübschen Sonntagstassen den Tisch gedeckt und die Kerze am Adventskranz angezündet, die der Küche eine heimelige, fast feierliche Atmosphäre verlieh. Es duftete nach Muckefuck und Apfelkuchen, den Mama aus den schrumpeligen Dingern aus dem Keller gezaubert hatte.

Wenn doch nur Papa auch da wäre, wünschte sich Hans und sein Herz rutschte bei dem Gedanken ein wenig tiefer in die Hose. „Bloß nicht weich werden", dachte er und versuchte, die in ihm

6. Dezember

hochsteigenden Tränen herunterzuschlucken. Seit Monaten hatte er Papa nicht gesehen und manchmal fürchtete er, dass er dessen Gesicht vergessen könnte. Er hing sehr an ihm und an Tagen wie Nikolaus vermisste er ihn besonders. Früher war Papa nämlich öfter als Nikolaus aufgetreten und hatte ihm und seinen Geschwistern Süßes und auch mal ein Paar neue Hausschuhe beschert.

Als alle später um den Kaffeetisch saßen, war Hans von seinen traurigen Gedanken abgelenkt. Tante Frieda war eine lustige Frau und brachte alle mit ihren witzigen Geschichten, die sie überall meist ungefragt zum Besten gab, zum Lachen. Wenn sie erzählte, konnte sie herrlich das Gesicht verziehen und mit schiefem Mund jede nur mögliche Stimme imitieren. Frau Paulekuhn gehörte eher zu den ruhigen Vertretern, liebte aber Kinder sehr und steckte ihnen öfter etwas Essbares zu. Erst gestern hatte Hans einen leckeren Kirschpfannkuchen von ihr bekommen. Außerdem verstand sie sich auf Musik und war beim Singen der Adventslieder nach dem Kaffeetrinken eine echte Unterstützung. An ihrer lauten und klaren Stimme bei „Lasst uns froh und munter sein" hätte der Nikolaus sicher seine Freude gehabt.

Draußen dämmerte es inzwischen, die Wärme des Ofens, der Duft von Tannenzweigen und Kaffee und der Schein der Kerze am Adventskranz hatten alle am Tisch in eine besinnliche Stimmung versetzt. Mama wollte gerade mit allen eine Gedenkminute für die Lieben an der Front und natürlich besonders für Papa einlegen, als es heftig an der Tür klopfte. Wer konnte das sein? Es waren doch bereits alle da. Mama ging zur Tür und öffnete sie vorsichtig. Und dann konnte man einen Freudenschrei hören, der an Lautstärke selbst Frau Paulekuhn hätte Konkurrenz machen können. Papa stand draußen! In seinem dicken Militärmantel mit Stiefeln und Mütze, die vom Schneetreiben weiß geworden waren, sah er aus wie ein mit Puderzucker bestreuter Lebkuchenmann.

6. Dezember

„Da bin ich, ich hoffe noch rechtzeitig!", sagte er einfach und zog für Hans, Mariechen und Hannelore Schokolade, Nüsse und Äpfel aus seinen Manteltaschen. Hans hielt es nicht länger auf seinem Stuhl, er stürzte seinem Vater in die Arme und während ihm die Tränen herunterliefen, sagte er leise: „Ist mein richtiger Nikolaus doch noch gekommen!"

Anregungen:

Singen Sie „Lasst uns froh und munter sein!" oder andere bekannte Nikolaus- und Adventslieder!

Reden Sie über den Nikolaustag früher, vielleicht kennt jemand noch ein Gedicht, das er aufsagen will.

Sprechen Sie über „Ofenerfahrungen", geben Sie Wärmepads (in der Apotheke erhältlich) in die Hände. Viele ältere Menschen frieren sehr schnell und empfinden die Wärmepads als sehr angenehm.

Decken Sie einen Kaffeetisch mit Geschirr von früher (lässt sich gut auf dem Flohmarkt besorgen) und einem Adventskranz mit Kerzen. Während Sie den letzten Absatz der Geschichte lesen, legen Sie noch Nüsse, eine Tafel Schokolade und einen Apfel dazu. Bieten Sie nach dem Lesen Apfelkuchen und Muckefuck an oder knacken Sie die Nüsse und lassen Sie den bzw. die Zuhörer davon probieren. Wer Nüsse nicht mehr kauen kann oder will, kann ein Schokoladenstückchen nehmen, was bei den meisten demenzerkrankten Menschen beliebt ist.

„Lasst uns froh und munter sein"

1. Lasst uns froh und munter sein
und uns recht von Herzen freu'n!
Lustig, lustig, traleralala,
bald ist Nikolausabend da,
bald ist Nikolausabend da!

2. Bald ist uns're Schule aus,
dann zieh'n wir vergnügt nach Haus.
Lustig, lustig, traleralala,
bald ist Nikolausabend da,
bald ist Nikolausabend da!

3. Dann stell' ich den Teller auf,
Nik'laus legt gewiss was drauf.
Lustig, lustig, traleralala,
bald ist Nikolausabend da,
bald ist Nikolausabend da!

4. Steht der Teller auf dem Tisch,
sing ich nochmals froh und frisch:
Lustig, lustig, traleralala,
bald ist Nikolausabend da,
bald ist Nikolausabend da!

5. Wenn ich schlaf', dann träume ich:
Jetzt bringt Nikolaus was für mich.
Lustig, lustig, traleralala,
heut' ist Nikolausabend da,
heut' ist Nikolausabend da.

6. Wenn ich aufgestanden bin,
lauf' ich schnell zum Teller hin.
Lustig, lustig, traleralala,
nun war Nikolausabend da,
nun war Nikolausabend da.

7. Nik'laus ist ein guter Mann,
dem man nicht g'nug danken kann.
Lustig, lustig, traleralala,
nun war Nikolausabend da,
nun war Nikolausabend da.

Volksgut

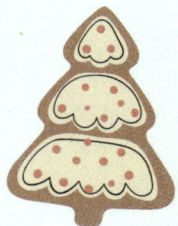

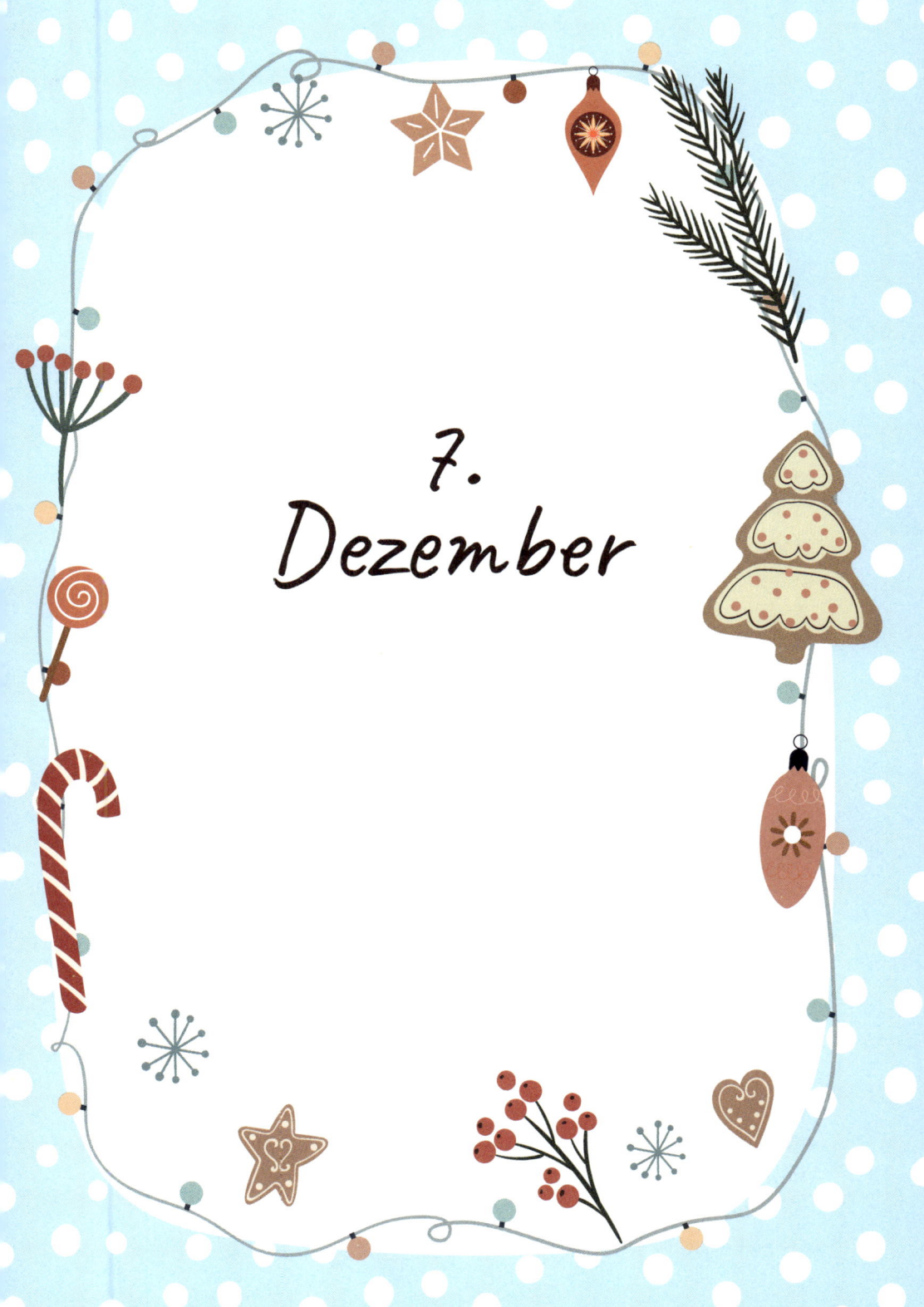
7. Dezember

7. Dezember

Die Nikolausschuhe

Draußen lag hoher Schnee und es war klirrend kalt. Seit Tagen stieg das Thermometer nicht mehr über zehn Grad Minus. Wilhard quälte sich in seine Winterschuhe, die noch klamm vom Vortag waren. Die Sohlen wiesen bereits Löcher auf und das Obermaterial war schon so abgewetzt, dass an einigen Stellen seine Socken durchschimmerten. Wenn Mama ihm doch nur ein paar neue kaufen könnte. Aber Geld war knapp und außerdem hatte er noch vier Geschwister, die auch neue Schuhe brauchten. Er hatte auf den Nikolaus gehofft, aber Fehlanzeige.

Wie jedes Jahr hatten er und seine Geschwister ihre Schuhe am Vorabend für den Nikolaus vor die Tür gestellt und Wilhard war aufgeregt als Erster am nächsten Morgen zu den Schuhen gerannt. Zwar hatten eine Apfelsine, ein paar Nüsse und Lebkuchen in seinen Schuhen gesteckt, aber eben in seinen alten, kaputten und nicht in neuen, wie Wilhard gehofft hatte. Die ollen Treter, in die er jetzt erst einmal Zeitungspapier stopfte, was zumindest ein wenig die Kälte und Nässe abhalten würde, vermiesten ihm gründlich die Laune. Er hatte noch nicht einmal Lust, mit seinen Freunden zum Rodeln zu gehen. Mit seinen Schuhen bekäme er ohnehin bloß Frostbeulen an die Füße. Mama beobachtete betrübt ihren Jungen und drückte ihm dann etwas Geld in die Hand. „Geh zu Schuster Heinz, vielleicht kann er die Schuhe noch einmal etwas herrichten", forderte sie Wilhard auf. Dieser befolgte ihren Rat, auch wenn er nicht wusste, wie es Schuster Heinz gelingen sollte, aus seinen löchrigen Dingern noch einmal ordentliche Schuhe zu machen.

Schuster Heinz begutachtete Wilhards Schuhe dann auch mit äußerst skeptischer Miene. Stirnrunzelnd schüttelte er den Kopf und erklärte Wilhard zwar sehr freundlich, aber eindeutig: „Da ist nichts mehr zu machen, beim besten Willen nicht!" Wilhard wollte gera-

7. Dezember

de entmutigt von dannen ziehen, als Schuster Heinz ihn noch einmal zurückrief. Mit den Worten: „Warte, ich hätte da vielleicht etwas für dich!" verschwand er durch einen Vorhang in einem kleinen Nebenraum, um dann mit einem nicht ganz neuen, aber völlig heilen und aus gutem Leder gearbeiteten Paar Winterschuhen wieder aufzutauchen. „Probier' die mal!", forderte er Wilhard auf, was der sich nicht zweimal sagen ließ. Die Schuhe passten wie angegossen und hatten obendrein innen noch ein dickes Fell, das die Füße angenehm wärmte. Wilhard schaute Schuster Heinz fragend an. „Die habe ich heute beim Aufräumen gefunden, irgendjemand muss sie hier vergessen haben, sie wurden seit Jahren nicht abgeholt und bevor sie noch eine Ewigkeit hier rumstehen, schenk' ich sie dir! Schließlich war gestern Nikolaustag", erklärte Schuster Heinz Wilhard, dem vor Staunen der Mund offen stand.

Wie konnte jemand so gute Schuhe einfach vergessen? Das musste wohl ein reicher Pinkel gewesen sein. Aber das war Wilhard völlig schnuppe. Hauptsache, er hatte jetzt ein paar vernünftige Schuhe. Und die, die er nun an den Füßen trug, waren mehr als vernünftig. Freudestrahlend bedankte sich Wilhard bei Schuster Heinz und stiefelte fröhlich in den dicken Schnee hinaus. Der heilige Nikolaus hatte ihn doch nicht im Stich gelassen und ihm neue Schuhe gebracht, auch wenn er sich dabei eines Gehilfen bedient und ein bisschen verspätet hatte. Na ja, schließlich konnte der Nikolaus auch nicht alles allein und an einem Tag schaffen!

7. Dezember

Anregungen:

Stellen Sie zu Beginn ein paar kaputte, altmodische Kinderschuhe auf den Tisch und warten Sie, bevor Sie die Geschichte vorlesen, Reaktionen und Erinnerungen bei dem bzw. den Zuhörenden ab. Schuhe waren früher etwas sehr Wertvolles und viele Kinder hatten keine und konnten deshalb manchmal sogar nicht in die Schule gehen.

Ein kleiner Nikolausstiefel, der mit Süßem gefüllt ist und den die Zuhörer mitnehmen können, macht sicher Freude. Vielleicht können Sie auch Mandarinen verteilen und miteinander essen, ihr Geruch wird oft mit dem Nikolaustag bzw. der Weihnachtszeit verbunden.

Holler boller Rumpelsack

Holler boller Rumpelsack,
Nikolaus trägt ihn huckepack.
Weihnachtsnüsse gelb und braun,
runzlig, punzlig anzuschaun.
Knackt die Schale, springt der Kern
Weihnachtsnüsse ess ich gern.
Komm bald wieder in dies Haus,
guter alter Nikolaus.

Albert Sergel

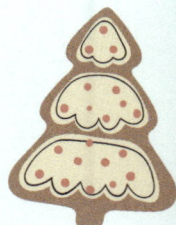

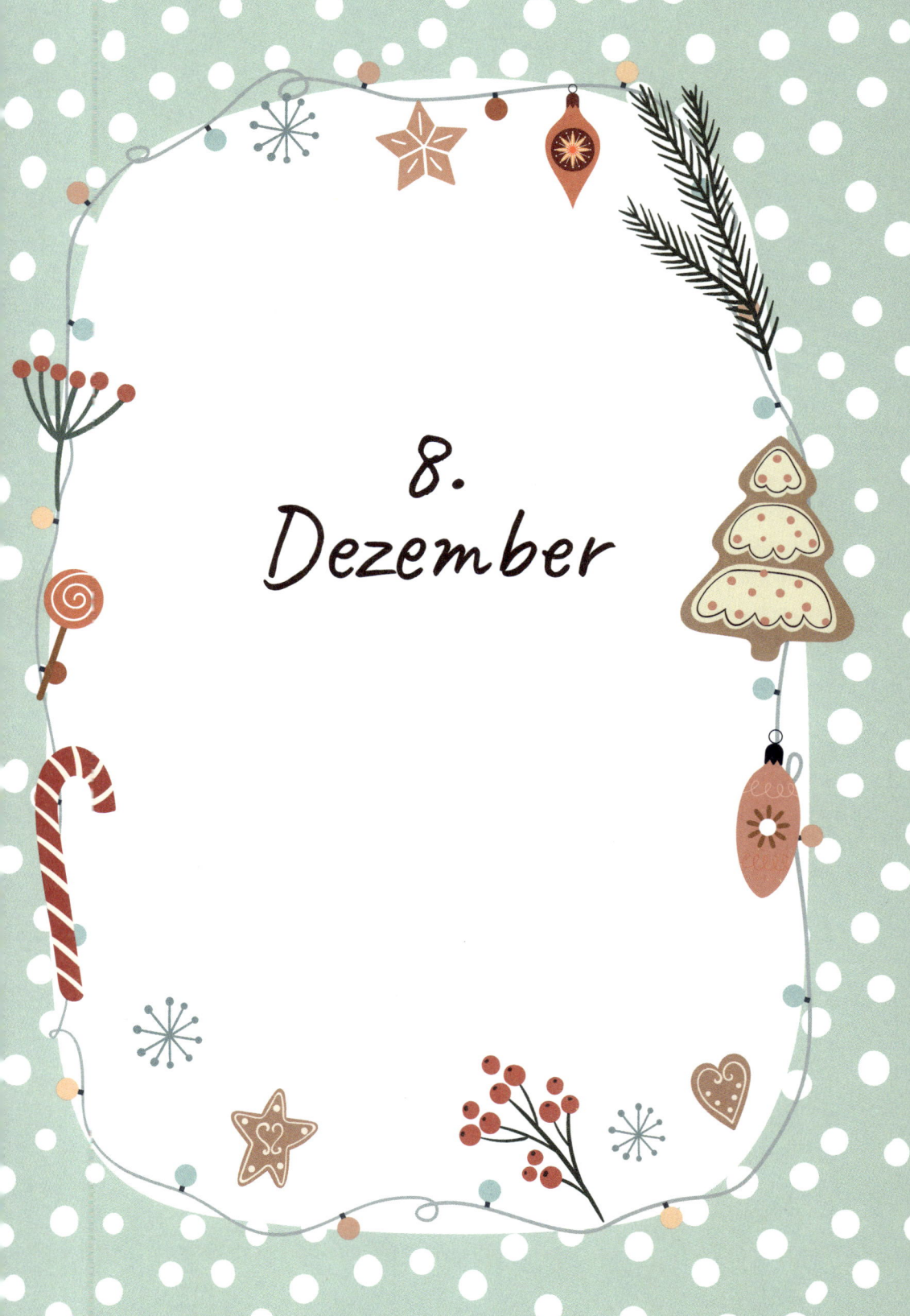
8. Dezember

8. Dezember

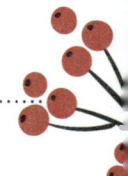

Der restaurierte Nikolaus

Der Nikolaustag war vorbei und Michael schaute etwas missmutig auf seinen leeren bunten Teller, auf dem sich vor zwei Tagen noch herrlich duftende Lebkuchen, ein pausbackiger, leuchtender Apfel, eine Apfelsine, Nüsse, leckere Marzipankartoffeln und ein wunderbarer, in rote Aluminiumfolie verpackter Schokoladennikolaus befunden hatten. All die süßen Sachen waren inzwischen in seinem Magen verschwunden. Die gähnende Leere auf dem Teller machte Michael schlechte Laune und ließ ihn sehnsüchtig auf den Nikolausteller seines kleinen Bruders schielen, auf dem ihm der Schokoladennikolaus noch unberührt entgegenlächelte. Sein Bruder aß nie alles auf einmal auf, sondern bewahrte sich immer eine eiserne Ration seiner süßen Schätze, während er selbst sich nie beherrschen konnte und am liebsten alles auf einmal verputzte. Das bereute er jetzt im Anblick des Schokoladennikolaus' auf dem Teller seines Bruders. Irgendwie schien sein Magen heute ganz besonderen Appetit auf Schokolade zu haben.

Ob sein Bruder etwas merken würde, wenn er sich eine kleine Ecke des Nikolaus' stahl, überlegte Michael. Ein winzig kleines Stückchen würde sicher nicht auffallen, wenn er das Aluminiumpapier vorsichtig öffnete und anschließend wieder kunstvoll verschloss. Je länger er darüber nachdachte, desto besser gefiel ihm seine Idee. Gesagt, getan. Behutsam befreite er den Kopf des Nikolaus von seinem Papier. Ein bisschen frische Luft tat dem Nikolaus sicher gut. Die zum Vorschein kommende glänzende Schokolade ließ Michael das Wasser im Mund zusammenlaufen. Vorsichtig brach er sich ein kleines Stückchen ab und ließ es in seinem Mund verschwinden. Das süße Zeug schmolz auf seiner Zunge wie Butter und schmeckte einfach himmlisch. Jetzt bloß den Nikolaus wieder sorgfältig verschließen. Das kleine Loch fiel unter dem Aluminiumpapier gar

8. Dezember

nicht auf. Der Nikolaus lächelte noch genauso wie vor der Operation vom Teller seines Bruders. Vielleicht könnte er sich sogar noch ein kleines Stückchen mehr davon genehmigen, das würde dem Fritzen sicher nicht schaden, sinnierte Michael vor sich hin und befreite erneut den Kopf des Nikolaus' von seinem Papier, um sich ein weiteres Stückchen davon abzubrechen. Diesmal ging das Abbrechen allerdings nicht so glatt und der Nikolaus stand plötzlich ohne Kopf da. Den kopflosen Nikolaus jetzt einfach nur wieder unter dem Papier verschwinden zu lassen, war keine gute Idee. Der Kopfverlust fiel zu sehr auf. Also musste eine andere Lösung her, die Michael auch sogleich in den Sinn kam. Er kramte in seiner Schreibtischschublade und zauberte ein Stück braune Knete hervor. Im Handumdrehen formte er dem armen Nikolaus einen neuen Kopf, drapierte ihn auf den Schokoladenrumpf und verdeckte die Prothese sorgfältig mit dem Aluminiumpapier. Nichts war mehr von seinem Diebstahl zu sehen und der restaurierte Nikolaus sah aus wie neu.

Dass die Geschichte ein Nachspiel hatte, war unvermeidlich. Als Michaels Bruder einige Tage später die Schandtat entdeckte, setzte es für Michael von seinem Vater Ohrfeigen, sodass die Wangen von Michael so rot leuchteten wie die des Schokoladennikolaus'.

8. Dezember

Anregungen:

Stellen Sie einen größeren, in rotes Aluminiumpapier verpackten Schokoladennikolaus als Anschauungsmaterial gut sichtbar auf den Tisch oder lassen ihn vor dem Lesen von dem Zuhörenden bzw. den Zuhörenden anfassen und anschauen. Oft steigen dabei schon positive Erinnerungen an erlebte Nikolaustage in der Kindheit auf.

Fragen Sie, worin der Nikolaus früher seine Gaben abgelegt (Schuhe, bunter Teller, in einem Sack, der vor dem Kamin oder Ofen lag, etc.) und um welche Gaben es sich gehandelt hat. Welche Bedeutung hatten Süßigkeiten allgemein im Leben des bzw. der Zuhörer und welche Kindheitserinnerungen werden damit verbunden? (Zu welchen Gelegenheiten bekam man sie und wie viel, wurde Süßes als Belohnung oder der Entzug davon als Strafe eingesetzt, was war besonders begehrt und was musste man früher dafür bezahlen etc.?).

Sich über Schabernackgeschichten unter Geschwistern zu unterhalten, belebt und ruft oft Lachen hervor.

Nach der Geschichte genüsslich einen Schokoladennikolaus oder auch andere Schokolade zu verzehren, hebt auf jeden Fall die Stimmung. Demenzerkrankte Menschen essen fast immer Süßes gern und brauchen es auch, um ihren meist höheren Kalorienbedarf zu decken. Man kann den Nikolaus in der Mitte teilen oder jedem eine kleinere Ausführung schenken.

Falls noch möglich, kann man einen Ausflug in ein Schokoladenmuseum organisieren. Das ist neben der anschaulichen Information eine sehr sinnliche Angelegenheit.

Geschichte vom Pfefferkuchenmann

Es war einmal ein Pfefferkuchenmann,
von Wuchse groß und mächtig,
und was seinen inner'n Wert betraf,
so sagte der Bäcker: „Prächtig!"
Auf dieses glänzende Zeugnis hin
erstand ihn der Onkel Heller
und stellte ihn seinem Patenkind,
dem Fritz, auf den Weihnachtsteller.
Doch kaum war mit dem Pfefferkuchenmann
der Fritz ins Gespräch gekommen,
da hatte er schon – aus Höflichkeit –
die Mütze ihm abgenommen.
Als schlafen ging der Pfefferkuchenmann,
da bog er sich krumm vor Schmerze:
an der linken Seite fehlte fast ganz
sein stolzes Rosinenherze!
Als Fritz tags drauf den Pfefferkuchenmann
besuchte, ganz früh und alleine,
da fehlten, o Schreck, dem armen Kerl
ein Arm schon und beide Beine!
Und wo einst saß am Pfefferkuchenmann
die mächtige Habichtsnase,
da war ein Loch! Und er weinte still
eine bräunliche Sirupblase.
Von nun an nahm der Pfefferkuchenmann
ein reißendes, schreckliches Ende:
Das letzte Stückchen kam schließlich durch Tausch
in Schwester Margeretchens Hände.
Die kochte als sorgfältige Hausfrau draus
für ihre hungrige Puppe
auf ihrem neuen Spiritusherd
eine kräftige, leckere Suppe.
Und das geschah dem Pfefferkuchenmann,
den einst so viele bewundert
in seiner Schönheit bei Bäcker Schmidt,
im Jahre neunzehnhundert.

Paul Richter

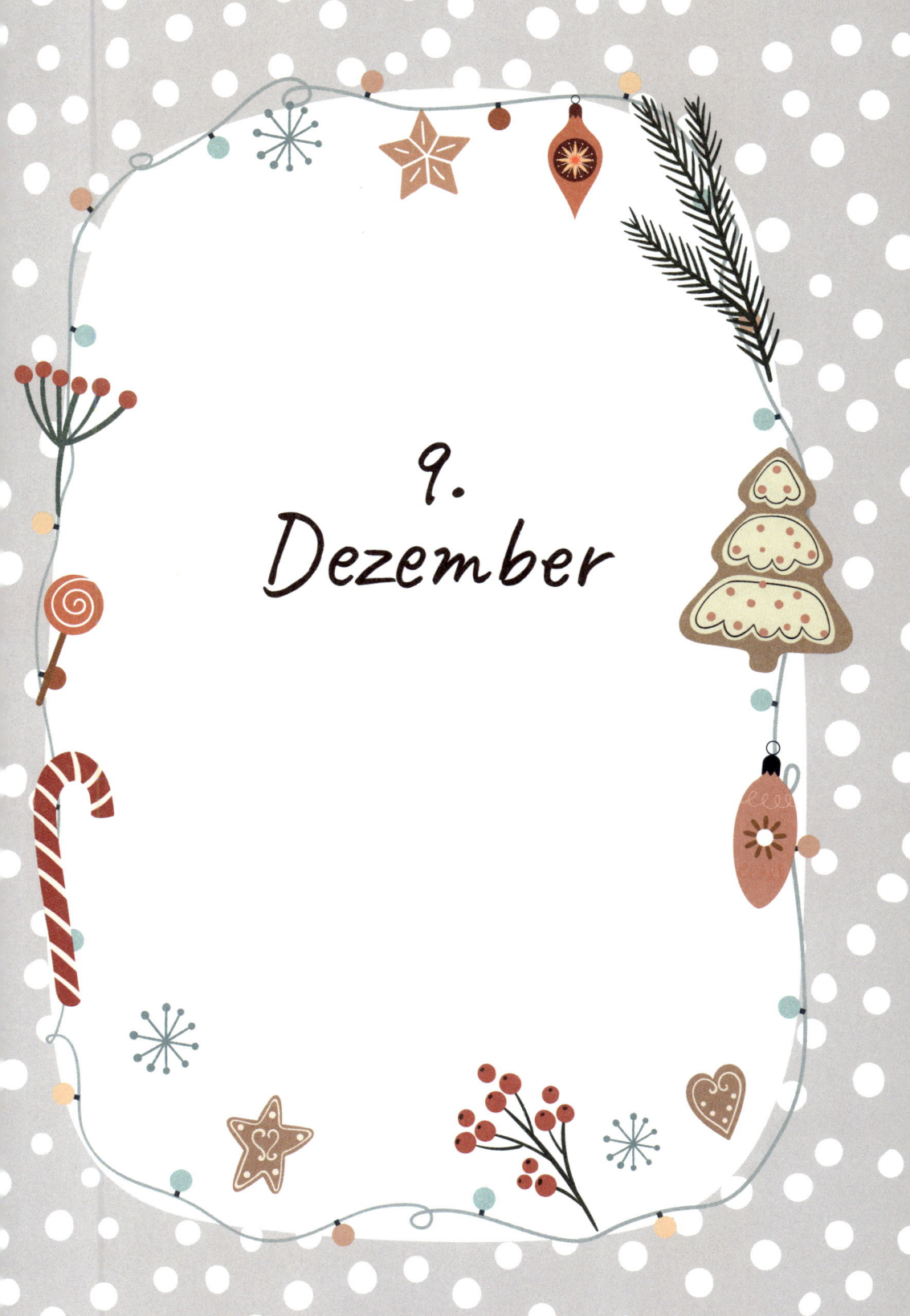
9. Dezember

9. Dezember

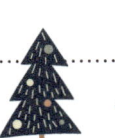
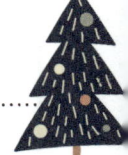

Hals- und Beinbruch

Peter erwachte mit einem Gefühl, die ganze Welt umarmen zu können. Er hatte lange und gut geschlafen, fühlte sich voller Tatendrang und freute sich auf den ersten Tag seiner Winterferien. Als er barfuß zum Fenster rannte und die Vorhänge aufzog, steigerte sich seine ohnehin schon gute Laune noch um ein Vielfaches. Endlich hatte es geschneit und die Sonne verwandelte die Landschaft in ein Meer von funkelnden und glitzernden Kristallen. Die Zweige der Bäume bogen sich unter der Last des Schnees und die Dächer der Häuser sahen aus, als hätte man sie mit einem dicken, weißen Zuckerguss überzogen.

In der Ecke von Peters Zimmer standen seine neuen Skier, die er zum Geburtstag bekommen hatte, und warteten auf ihre Jungfernfahrt. Peter war meistens nicht davon begeistert, im Dezember Geburtstag zu haben, aber die neuen Skier versöhnten ihn mit dieser Tatsache. Peter liebte es, die Berghänge hinunterzusausen, denn er war sportlich und stellte sich gerne neuen Herausforderungen. Seine Mutter ermahnte ihn deshalb jedes Mal, wenn er auf die Skipiste ging, ja vorsichtig zu sein. Aber bei Peter gingen solche „Angsthasenparolen", wie er die Ermahnungen seiner Mutter heimlich nannte, zum einen Ohr rein und zum anderen wieder raus. So war es auch heute. Als er den herrlich steilen Hang vor sich sah und die neuen Skier unter seinen Füßen spürte, hatte er nur noch eines im Kopf: die Piste zu besiegen und schnell ins Tal zu sausen. Nach ein paar kräftigen Abstößen wedelte Peter gekonnt den Hang hinunter, was sehr ästhetisch aussah. So manche weibliche Pistenbesucherin schaute ihm entzückt hinterher und hätte ihn sicher gerne kennengelernt. Die neuen Skier glitten noch schneller über den Schnee als die alten, sodass Peter mächtig Tempo aufnahm. Als er sich gerade wie der König der Piste fühlte, kam es, wie es kommen musste. Irgendein Hindernis rammte seinen

9. Dezember

linken Ski und brachte Peter so aus dem Gleichgewicht, dass er sich mehrmals überschlug und unsanft neben der Piste im Schnee landete. Peter versuchte, sich irgendwie zu sortieren, und bemerkte im ersten Schock auch gar nicht, dass mit seinem rechten Bein etwas nicht stimmte. Erst als ihn ein stechender, ihm fast den Atem raubender Schmerz am Aufstehen hinderte, schwante ihm, was passiert war. Die Bergwacht, die Peter sofort zu Hilfe eilte, bestätigte Peters Verdacht: ein glatter Bruch des Wadenbeins!
Zum Glück kam Peter um eine Operation herum, aber mit Skifahren war erst einmal Schluss. Mit einem dicken Gips am Bein und Krücken unter den Armen konnte er allenfalls durch die Wohnung humpeln. Wenigstens kamen ihn seine Schulkameraden besuchen und verzierten seinen Gips mit schmissigen Sprüchen und lustigen Konterfeis. Ob Peter nach seiner Genesung zukünftig die Piste vorsichtiger herunterfuhr? Keinesfalls. Trotzdem blieb er heil, was wohl daran lag, dass Gott die Zahl der Schutzengel für Peter erhöht hatte.

Anregungen:

Alte oder auch neuere Fotos, auf denen eine Berglandschaft und Skipisten mit Fahrern abgebildet sind, unterstützen das Verstehen der Geschichte.

Unterhalten Sie sich mit dem bzw. den Zuhörer(n) darüber, ob er/sie selbst Wintersport betrieben hat/haben oder ob er/sie schon einmal in den Bergen Urlaub gemacht hat/haben und was ihnen daran besonders gefallen hat. Vielleicht kennt der eine oder andere auch berühmte Wintersportler.

„Leise rieselt der Schnee"

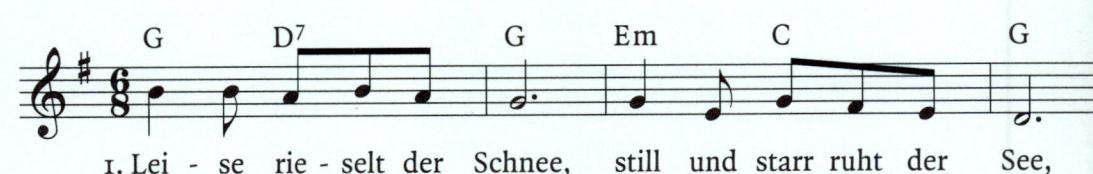
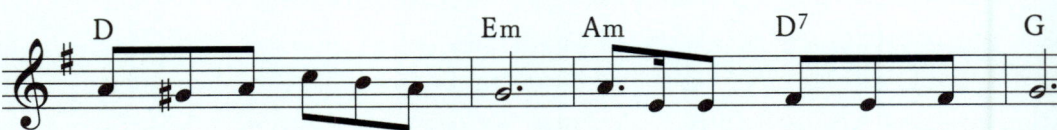

2. In den Herzen ist's warm,
still schweigt Kummer und Harm,
Sorge des Lebens verhallt:
Freue dich, Christkind kommt bald!

3. Bald ist Heilige Nacht,
Chor der Engel erwacht,
hört nur wie lieblich es schallt:
Freue dich, Christkind kommt bald!

Musik: Eduard Ebel; Text: Volksgut

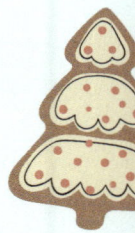

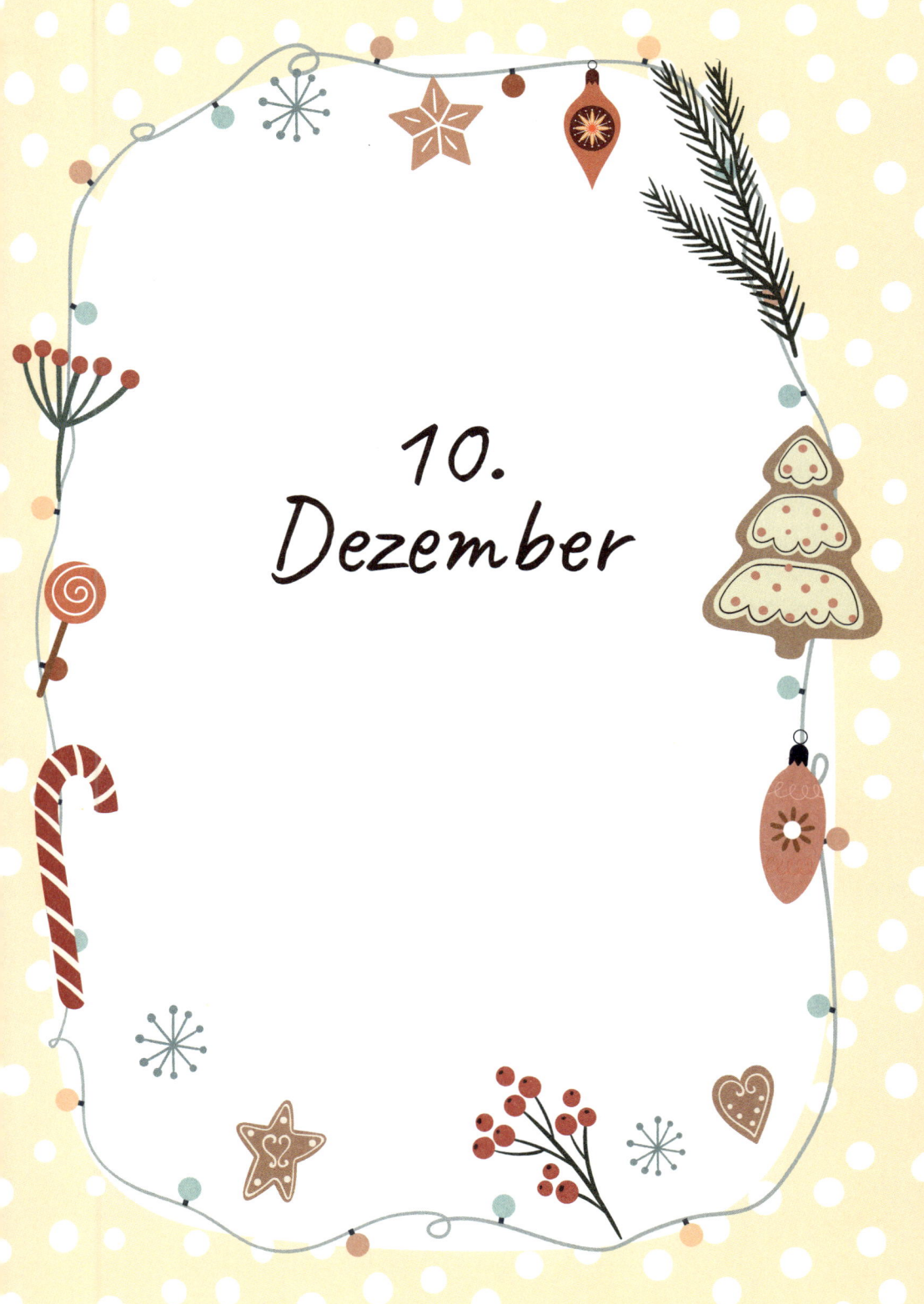

10. Dezember

10. Dezember

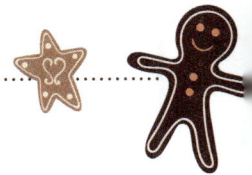

Ende gut, alles gut

Christine und Hans waren noch nicht lange verheiratet und trotz einer zärtlichen Liebe, die beide verband, hing heute der Haussegen schief. Grund dafür war das unterschiedliche Empfinden, wie das ihnen zur Verfügung stehende Geld ausgegeben werden sollte. Während Christine mehr darauf bedacht war, jeden Pfennig zusammenzuhalten, um auch ein Pölsterchen für Notfälle anlegen zu können, ging Hans eher etwas verschwenderischer damit um und gab auch Geld für Dinge aus, die Christine als überflüssigen Firlefanz empfand. So hatte Hans heute eine neue, teure Standuhr angeschleppt, obwohl die alte, die sie von seinen Eltern geerbt hatten, noch völlig in Ordnung war und die Zeit ebenso gut anzeigte wie die neue. Nun stand das zwar hübsch anzusehende, aber ein riesiges Loch in das Monatsbudget reißende Möbelstück in der Ecke des Wohnzimmers und wurde zum Stein des Anstoßes bzw. zum Anlass eines sich langsam immer mehr aufschaukelnden, handfesten Ehekrachs. Wie Streitereien das so an sich haben, ergab ein Wort das andere, die Stimmen wurden immer lauter, die Argumente auf beiden Seiten immer unsinniger. Hauptsache, sie halfen, den anderen zu übertrumpfen und sich selbst im Recht zu fühlen. Lauschte man als stiller Beobachter den gegenseitigen Anschuldigungen, begriff man schnell, dass es längst nicht mehr nur um die neu erstandene Uhr ging, sondern man den Streit als Gelegenheit nutzte, dem anderen seit Längerem wahrgenommene und störende Charaktermacken sozusagen in einem Abwasch aufs Brot zu schmieren.

Da keiner der beiden ein Ende finden und nachgeben wollte, entschied sich Christine, die sich zunehmend in die Ecke gedrängt fühlte, dem Streit auf ihre zugegebenermaßen etwas melodramatische Weise einen Schlusspunkt zu setzen. Kurzerhand schnappte sie sich einen kleinen Koffer, warf wahllos irgendwelche Sachen

10. Dezember

hinein und knallte mit der Drohung: „Ich zieh' zurück zu meinen Eltern!" mit einem lauten Bums die Haustüre hinter sich zu. Schlagartig trat Ruhe ein und Hans blieb wie vom Blitz getroffen allein in der Wohnung zurück.

Der Tag verging, aber keiner der beiden schien von dem Sprichwort „Der Klügere gibt nach" Gebrauch machen zu wollen, obwohl sich beide schon längst wieder nacheinander sehnten und eigentlich nicht begriffen, wie es so weit hatte kommen können.

Inzwischen war es bereits dunkel geworden und die Temperatur wieder weit ins Minus gefallen. Aber Christine war nicht nach Hause zurückgekehrt. Hans stand am Fenster und schaute traurig auf die dick verschneite Landschaft hinaus. Bald war Weihnachten und nur zu gerne würde er jetzt mit Christine durch den hohen Schnee stapfen. Sie liebten beide den Winter und auch die besondere Gemütlichkeit der Adventszeit.

Der Schneefall hatte aufgehört und am Himmel zeigte sich der erste Abendstern. Der Anblick der weißen, ruhigen Winterlandschaft und des Sternenhimmels wirkte beruhigend auf Hans und berührte seine weiche Seite. Und schon reifte in ihm eine Idee, wie er Christine zurückholen könnte. Er mietete kurzerhand einen Pferdeschlitten mit Kutscher im Dorf, was nicht gerade billig war, und stand damit wenig später vor dem Haus seiner Schwiegereltern, um Christine nach Hause zu holen. So viel Romantik konnte selbst Christine nicht widerstehen. Froh, Hans wiederzusehen, stieg sie zu ihm in die Kutsche und kuschelte sich, dick in Rosshaardecken eingehüllt, an seine Seite. Hans zog sie zärtlich an sich und küsste sie aufs Haar.

Und während der Schlitten lautlos über den festgefahrenen Schnee glitt, funkelten die Sterne am Himmel und wirkten so dicht, dass man das Gefühl hatte, sie mit den Händen greifen zu können. Außer ihrem Gefunkel erleuchtete nur die Lampe des Kutschers, der

10. Dezember

vorne saß, die Nacht. Der Atem der Pferde strömte wie weißer Nebel aus ihren Nüstern und schien in der Luft zu gefrieren. Aber für all diese winterlichen Schönheiten hatten Hans und Christine kaum ein Auge, waren sie doch viel zu sehr mit ausführlichen Versöhnungsküssen beschäftigt.

Anregungen:

Ein altes Haushaltsbuch und ein Foto einer alten und einer moderneren Standuhr sind schöne Anschauungsmaterialien zu dieser Geschichte und stützen das Verstehen.

Unterhalten Sie sich mit dem/den Zuhörer(n) über eigene Erfahrungen zum Thema „Streit in der Ehe oder Familie" und was geholfen hat, sich nach einem Streit wieder zu versöhnen. Welche Rolle spielte das leidige Thema „Geld" in Streitsituationen? Wie wichtig war Geld, wofür wurde es ausgegeben und wer hat das bestimmt? Wie viel Geld wurde für Weihnachtsgeschenke ausgegeben?

Winternacht

Wie ist so herrlich die Winternacht!
Es glänzt der Mond in voller Pracht
Mit den silbernen Sternen am Himmelszelt.

Es zieht der Frost durch Wald und Feld
Und überspinnet jedes Reis
Und alle Halme silberweiß.

Er hauchet über dem See und im Nu,
Noch eh' wir's denken, friert er zu.

So hat der Winter auch unser gedacht
Und über Nacht uns Freude gebracht.
Nun wollen wir auch dem Winter nicht grollen
Und ihm auch Lieder des Dankes zollen.

Hoffmann von Fallersleben

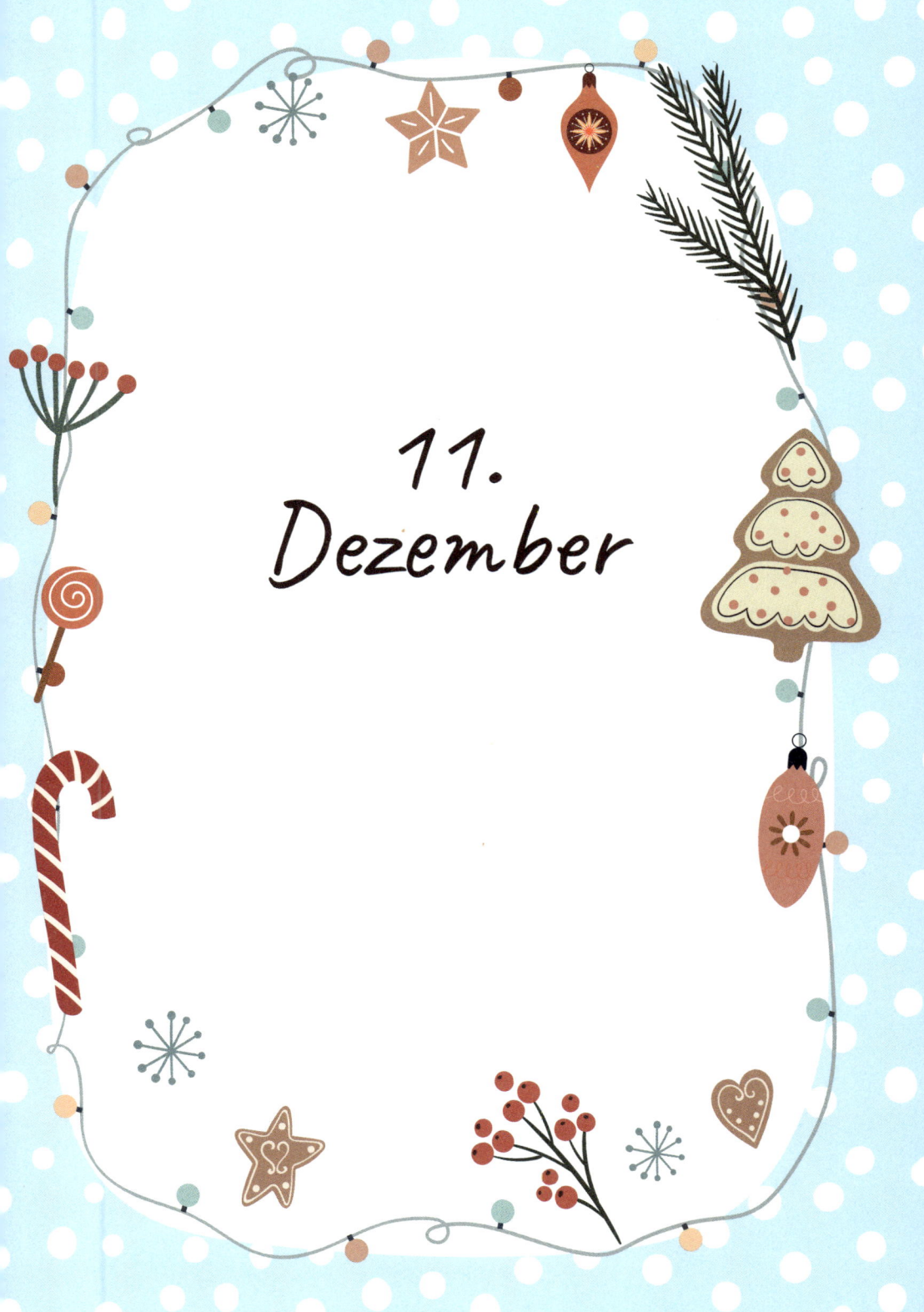
11. Dezember

11. Dezember

Die besondere Schlittenfahrt

Heinrich saß seit mehr als einer Stunde neben seiner Frau Mathilde am Bett und streichelte zärtlich ihre Hand. Sie war schon einige Zeit bettlägerig und ihr Körper vom schweren Rheuma gezeichnet. Aber sie war ein Mensch, der alles still ertrug und sich nie über irgendetwas beklagte. So war sie schon immer gewesen, das Gute im Leben dankbar schätzend und das Schlechte ohne Jammern hinnehmend, dachte Heinrich. Das Leben war nicht immer einfach gewesen und hatte ihnen so manches abverlangt. Aber sie hatten immer fest zusammengehalten und alles gemeinsam bewältigt. Über 50 Jahre waren sie nun schon verheiratet und keiner von beiden konnte sich ein Leben ohne den anderen vorstellen.

Heinrich hatte Mathildes Bett dicht vors Fenster geschoben, damit sie in die herrliche Winterlandschaft hinausschauen konnte. Vor dem Fenster stand ein von Heinrich selbst gebautes Vogelhaus, das eine Vielzahl von bunt gefiederten Piepmätzen anlockte. Es war eine Freude, ihrem emsigen Gepicke zuzusehen. In der Ferne rodelten Kinder einen steilen Hang hinunter und Heinrich reichte Mathilde ein Fernglas, damit sie dem Treiben der Kinder genauer zuschauen konnte. Mathilde erinnerte sich, wie sie selbst als Kind zur Weihnachtszeit mit ihren vier Geschwistern auf Holzschlitten ausgelassen die Hänge heruntergesaust war und abends, obwohl sie schon völlig durchgefroren und durchnässt war, nie ein Ende hatte finden können. Könnte sie doch nur noch ein einziges Mal wie damals dieses herrliche Kribbeln im Bauch verspüren, wenn der Schlitten immer schneller wurde, der Wind einem fast die Pudelmütze vom Kopf riss und die Wangen sich gefroren anfühlten. „Nur noch ein einziges Mal diese Bewegung fühlen", seufzte Mathilde und schaute Heinrich sehnsuchtsvoll in die Augen. Es war die Sehnsucht, noch einmal jung zu sein, und nach Leben.

11. Dezember

Heinrich verstand seine Frau zutiefst und so reifte in ihm eine Idee, die er an den folgenden Abenden, wenn seine Frau schon schlief, in die Tat umsetzte. Und dann war es so weit: Mathilde traute ihren Augen nicht. Vor ihrem Fenster erschien Heinrich mit einem sonderbaren Gefährt, einer Art Liegeschlitten, der bequem mit warmen, weichen Fellen ausgestattet war und am Ende einen zweiten Sitz für Heinrich aufwies. Wollte Heinrich etwa damit mit ihr zum Rodeln gehen, fragte sich Mathilde. Er wollte! Warm verpackt hob er seine Frau in den Schlitten, schnallte sie mit einem Gurt fest, damit sie nicht herausfiele, und zog sie den Hang hinauf. Die Kinder staunten nicht schlecht über das sonderbare Gespann. Oben angekommen, setzte Heinrich sich hinter seine Frau und sauste nach einem kräftigen Abstoß mit ihr wie in Kindertagen den Berg hinunter. Als Mathilde den Schnee roch und den Fahrtwind in ihrem Gesicht spürte, durchflutete sie ein unbeschreibliches Glücksgefühl, von dem sie gar nicht geahnt hatte, dass sie es noch einmal erleben könnte.

Als sie später wieder zu Hause in ihrem Bett lag und auf den Hang sah, den sie zuvor mit Heinrich in seinem wunderbaren Gefährt hinuntergefahren war, rollten ein paar Tränen über ihre Wangen. Ergriffen nahm sie Heinrichs Hand, der wie so oft neben ihrem Bett saß, und drückte ihm zärtlich einen Kuss auf die Wange. „Danke", flüsterte sie, und noch einmal „danke".

11. Dezember

Anregungen:

Präsentieren Sie ein Fernglas, ein kleines Vogelhäuschen und, wenn möglich, einen alten Holzschlitten oder ein Foto eines solchen als sinnliche Unterstützung zu dieser Geschichte. Falls es dazu Gelegenheit gibt, beobachten Sie mit Ihrem/Ihren Zuhörer(n) Vögel im Freien oder in einem Vogelhaus. Fragen Sie nach Herzenswünschen Ihres Zuhörers bzw. Ihrer Zuhörer, vielleicht kann der eine oder andere erfüllt werden. Die Adventszeit ist eine Zeit des Wünschens und auch der Erfüllung von Wünschen.

Bäume leuchtend

Bäume leuchtend, Bäume blendend,
Überall das Süße spendend.
In dem Glanze sich bewegend,
Alt und junges Herz erregend –
Solch ein Fest ist uns bescheret.
Mancher Gaben Schmuck verehret;
Staunend schaun wir auf und nieder,
Hin und her und immer wieder.

Aber, Fürst, wenn dir's begegnet
Und ein Abend so dich segnet,
Dass als Lichter, dass als Flammen
Von dir glänzten all zusammen
Alles, was du ausgerichtet,
Alle, die sich dir verpflichtet:
Mit erhöhten Geistesblicken
Fühltest herrliches Entzücken.

Johann Wolfgang von Goethe

12. Dezember

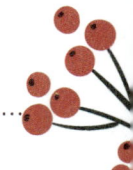

Der vorgezogene Heiligabend

Das Weihnachtsfest stand vor der Tür und Gabi schaute gebannt auf ihren Adventskalender, der wie jedes Jahr über ihrem Bett hing. Bunte Weihnachtsbuden, die mit Tannengirlanden und Lichtern geschmückt waren, darin dick eigemummelte Verkäuferinnen, die gebrannte Mandeln, Weihnachtsschmuck, Nüsse oder andere begehrenswerte Sachen anboten, waren darauf abgebildet. Zwölf der 24 Türchen, hinter denen sich kleine, bunte Bilder befanden, waren schon geöffnet. Das hieß, noch zwölfmal schlafen und aufwachen, bis endlich der heiß ersehnte Heiligabend da war, rechnete Gabi, die in die zweite Klasse ging. Hoffentlich erfüllte das Christkind ihren Herzenswunsch, einen Puppenwagen mit rosa Ausgehkissen für ihre Puppe Susi. Susi, die Gabi im Arm hielt, sah immer so blass aus und brauchte unbedingt ein Gefährt, mit dem man sie an der frischen Luft spazieren fahren könnte. Mama sagte immer, frische Luft sei gut für Kinder, also auch für Puppenkinder.

Gabi schaute ungeduldig zu ihrem Adventskalender. Noch zwölfmal schlafen schien ihr plötzlich unendlich lang. Fast wie eine Ewigkeit. Ob man der Zeit vielleicht etwas Beine machen könnte? Vielleicht würde es helfen, die geschlossenen Türchen einfach aufzumachen, um den Heiligabend mit seiner Bescherung herbeizuzaubern. Je länger Gabi darüber nachdachte, desto einleuchtender erschien ihr ihre Idee. Und so dauerte es nicht lange, bis alle Türchen geöffnet waren und ein Teddybär, ein Schaukelpferd, ein Adventskranz mit vier Kerzen und andere Bildchen zu sehen waren. Das Türchen des 24. ließ Gabi noch geschlossen. Schließlich durfte man nichts übertreiben. Das würde sie am nächsten Morgen öffnen und dann war hoffentlich Heiligabend, davon war sie fest überzeugt. Sie gab ihrer Puppe einen Kuss und träumte von einem Puppenwagen am nächsten Tag unter dem Tannenbaum.

12. Dezember

Der nächste Tag kam, aber so recht weihnachtlich fühlte er sich nicht an, fand Gabi. Keine weihnachtlichen Düfte zogen durchs Haus und von geheimnisvoll aufgeregter Stimmung war auch nichts zu spüren. Nun, es war ja auch noch nicht dunkel, tröstete sich Gabi, die dem Abend mit Ungeduld entgegenfieberte.
Gabis Mutter hatte natürlich sofort entdeckt, was Gabi mit dem Adventskalender veranstaltet hatte, verlor aber kein einziges Sterbenswörtchen darüber. Vielmehr klingelte, als es dunkel geworden war, nach dem Abendessen, zu dem es wie am Heiligabend üblich Kartoffelsalat und Würstchen gab, das Weihnachtsglöckchen. Gabi geriet in helle Aufregung. Hatte ihre Zeitbeschleunigung durch den vorzeitig geöffneten Adventskalender doch tatsächlich funktioniert! Voller Spannung und mit hochroten Ohren trat sie in die gute Stube. Aber was war das? Kein erleuchteter Weihnachtsbaum durchstrahlte das Zimmer. Es roch auch nicht nach Mandarinen und gebackenen Plätzchen. Und von einem Puppenwagen war erst recht nichts zu sehen. Stattdessen lag nur ein einziges kleines, in Weihnachtspapier gewickeltes Päckchen auf dem Boden, aus dem ein paar neue Handschuhe für Gabi zum Vorschein kamen. Gabi war zum Heulen zumute und als Mutter dann auch noch zu bedenken gab, dass das Christkind wegen der fehlenden Tage wohl nicht genug Zeit gehabt hatte, um alle Wünsche zu erfüllen, war es mit Gabis Fassung vorbei. Sie fing an zu weinen, dass die Tränen nur so aus den Augen stürzten, und gestand ihrer Mutter die Sache mit den vorzeitig geöffneten Türchen am Adventskalender.
„Du ungeduldiges Dummerchen!", tröstete Mama und schlug vor, die zu früh geöffneten Fenster des Adventskalenders wieder zu schließen und geduldig auf den richtigen Heiligabend zu warten. Das tat Gabi und hoffte sehnlichst, dass das Christkind nicht sauer war und ein zweites Mal am echten 24. zu ihnen käme.
Und, ist es gekommen? Es ist gekommen!

12. Dezember

Und diesmal konnte das Herz von Gabi jubeln, denn unter einem schön geschmückten und hell erleuchteten Weihnachtsbaum stand ein nagelneuer Puppenwagen mit rosa Ausgehkissen. Es roch nach Mandarinen, Zimt und Tanne, und als die Glocken der Dorfkirche läuteten und die ganze Familie unter dem Weihnachtsbaum „O du fröhliche" sang, war es wirklich Weihnachten. Auf die Idee, einen Adventskalender vorzeitig zu öffnen, kam Gabi nie wieder, auch wenn ihr das Warten auf den Heiligabend jedes Jahr schwerfiel.

Anregungen:

Vielleicht können Sie einen alten Adventskalender von früher auftreiben, an dem Sie mit dem/den Zuhörer(n) die Türchen aufmachen können. Dabei steigen meist schnell positive Erinnerungen auf. Fragen Sie nach den Adventskalendern der Kindheit und ob sie mit Geschwister geteilt werden mussten.

Das Anbrennen eines Tannenzweigs und das Verzehren von Mandarinen zaubert weihnachtliche Düfte ins Zimmer und regt das Gedächtnis an.

Vielleicht hat ein Zuhörer – wie die Protagonistin in der Geschichte – in der Kindheit einmal Türchen vorzeitig am Adventskalender aufgemacht oder versteckte Geschenke für den Heiligabend ausspioniert und kann davon erzählen.

Der kleine Nimmersatt

Ich wünsche mir ein Schaukelpferd,
'ne Festung und Soldaten
Und eine Rüstung und ein Schwert,
Wie sie die Ritter hatten.

Drei Märchenbücher wünsch' ich mir
Und Farbe auch zum Malen
Und Bilderbogen und Papier
Und Gold- und Silberschalen.

Ein Domino, ein Lottospiel,
Ein Kasperletheater,
Auch einen neuen Pinselstiel
Vergiss nicht, lieber Vater!

Ein Zelt und sechs Kanonen dann
Und einen neuen Wagen
Und ein Geschirr mit Schellen dran,
Beim Pferdespiel zu tragen.

Ein Perspektiv, ein Zootrop,
'ne magische Laterne,
Ein Brennglas, ein Kaleidoskop –
Dies alles hätt' ich gerne.

Mir fehlt – ihr wisst es sicherlich –
Gar sehr ein neuer Schlitten,
Und auch um Schlittschuh' möchte ich
Noch ganz besonders bitten.

Um weiße Tiere auch von Holz
Und farbige von Pappe,
Um einen Helm mit Federn stolz
Und eine Flechtemappe.

Auch einen großen Tannenbaum,
Dran hundert Lichter glänzen,
Mit Marzipan und Zuckerschaum
Und Schokoladenkränzen.

Doch dünkt dies alles euch zu viel,
Und wollt ihr daraus wählen,
So könnte wohl der Pinselstiel
Und auch die Mappe fehlen.

Als Hänschen so gesprochen hat,
Sieht man die Eltern lachen:
„Was willst du, kleiner Nimmersatt,
Mit all den vielen Sachen?

Wer so viel wünscht" –
der Vater spricht's –
„Bekommt auch nicht ein Achtel –
Der kriegt ein ganz klein wenig Nichts
In einer Dreierschachtel."

Heinrich Seidel

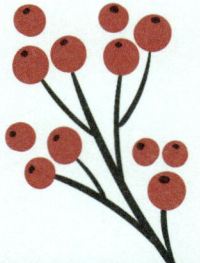

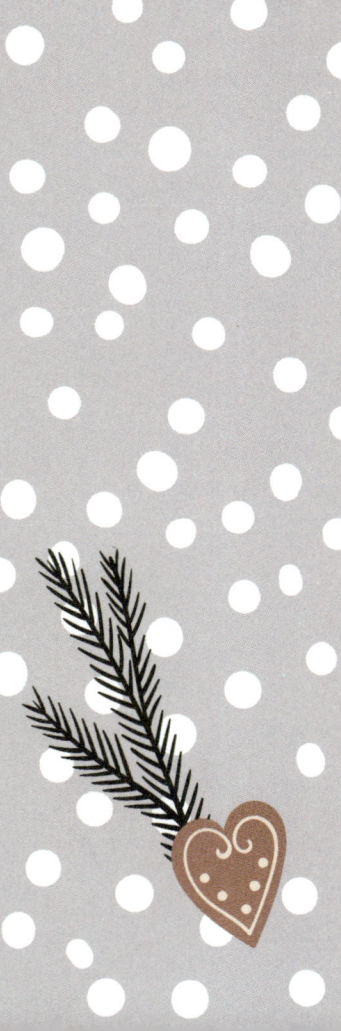

13. Dezember

13. Dezember

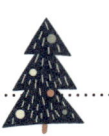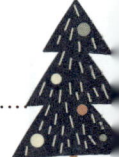

Alter schützt vor Torheit nicht

Wilhelm, der vor ein paar Tagen gerade seinen 80. Geburtstag gefeiert hatte, saß im Sessel und schaute ein wenig wehmütig den Kindern draußen zu, die auf den vereisten Wiesen hinter dem Haus Schlittschuh liefen. Einige machten das recht ordentlich und er erkannte sofort, wer von ihnen begabt war. Talent hatte er in seinen jungen Jahren, die ihm jetzt eine Ewigkeit her schienen, auch gehabt, sogar außerordentliches. Bei einer der Landesmeisterschaften im Eiskunstlauf war es ihm gelungen, in der Disziplin des Paarlaufens mit seiner Susi den zweiten Platz zu belegen. Die Urkunde hing noch immer eingerahmt neben den Familienfotos über seinem Bett.

Während Wilhelm weiter den Drehungen, Hopsern und Bauchlandungen der Kinder zuschaute, packte ihn plötzlich eine Idee, der er – umso mehr sie sich in seinem Kopf festsetzte – nicht widerstehen konnte. Und so stieg er wenig später die steilen Treppen zum Dachboden hinauf, was ihn doch ein wenig anstrengte, schaute sich suchend dort um und entdeckte freudig zwischen etlichem Gerümpel seine alte Truhe. Da müssten sie drin sein, seine Schlittschuhe von früher. Wilhelm klappte mit klopfendem Herzen den Deckel auf, der etwas klemmte, und hielt dann tatsächlich nach einigem Gekrame seine geliebten, alten Schlittschuhe in Händen. Eigentlich wie neu, fand Wilhelm, während er sie von allen Seiten begutachtete. Ob die ihm wohl noch passten? Käme wohl auf einen Versuch an, überlegte er. Und so entledigte er sich kurzerhand seiner Hausschlappen und stieg in die Schlittschuhe. Ein bisschen drückten sie an seinem rechten großen Zeh, aber der Stand auf ihnen fühlte sich recht passabel an.

Was dann folgte, kann man sich wohl denken. Ein Opa namens Wilhelm mit Pudelmütze und Strickjacke – die Winterjacke hatte er in der Aufregung und Vorfreude nicht finden können – tummelte

13. Dezember

sich zwischen einer Horde von Kindern auf dem Eis hinter dem Haus herum. Ganz so einfach, wie Wilhelm es in Erinnerung hatte, war das Schlittschuhlaufen zwar doch nicht mehr und seine alten, etwas eingerosteten Knochen machten sich an allen Ecken und Enden unangenehm bemerkbar, aber nach einigen etwas ungeschickten Anfangsversuchen klappte es immer besser. Bald genoss es Wilhelm in vollen Zügen, über das Eis zu gleiten, und wurde von Runde zu Runde immer übermütiger, bis … – na was wohl? – … er an einer etwas dünnen Stelle des Eises mit einem Fuß einkrachte und auf dem Hosenboden landete. Einige der Kinder waren sofort zur Stelle und halfen Wilhelm wieder auf die Beine. Zum Glück war das Wasser auf der Wiese nicht tief und außer einem klitschnassen Schlittschuh einschließlich der Socken und des Hosenbeins hatte Wilhelm Gott sein Dank keine Blessuren davongetragen. Trotzdem dämmerte es ihm jetzt, dass er für solche Abenteuer doch ein wenig zu alt war, und er trat, der Vernunft gehorchend, den Rückzug nach Hause an.

Als Wilhelm am nächsten Tag etwas verschnupft und mit mächtigem Muskelkater wieder in seinem Sessel saß und den Kindern auf dem Eis zusah, lächelte er vergnügt in sich hinein. Sein Schlittschuhausflug war doch eine echte Nummer gewesen und das tiefe Gefühl von Stolz, als alter Kauz noch einmal etwas gewagt zu haben, war ungemein befriedigend, fand er. Torheiten waren doch meist das Beste im Leben.

13. Dezember

Anregungen:

Ein paar alte Schlittschuhe, die vor dem Vorlesen auf den Tisch gestellt werden, erhöhen die Spannung.
Fragen Sie Ihren/Ihre Zuhörer nach der Geschichte, ob er/sie als Kind Schlittschuh gelaufen ist/sind oder ob sie den Sport Eiskunstlauf lieben. Zeigen Sie Fotos von berühmten Eiskunstläufern bzw. Eiskunstläuferinnen. Kennt noch jemand ihre Namen? Vielleicht kann der eine oder andere auch über andere „Torheiten" in seinem Leben etwas erzählen. Wo hat jemand etwas gewagt, was ziemlich verrückt war, aber Spaß gemacht hat?

Der Eislauf

Der See ist zugefroren
Und hält schon seinen Mann.
Die Bahn ist wie ein Spiegel
Und glänzt uns freundlich an.
Das Wetter ist so heiter,
Die Sonne scheint so hell.
Wer will mit mir ins Freie?
Wer ist mein Mitgesell?

Da ist nicht viel zu fragen:
Wer mitwill macht sich auf.
Wir geh'n hinaus ins Freie,
Hinaus zum Schlittschuhlauf.
Was kümmert uns die Kälte?
Was kümmert uns der Schnee?
Wir wollen Schlittschuh laufen
Wohl auf dem blanken See.

Da sind wir ausgezogen
Zur Eisbahn alsobald,
Und haben uns am Ufer
Die Schlittschuh angeschnallt.
Das war ein lustig Leben
Im hellen Sonnenglanz!
Wir drehten uns und schwebten,
Als wär's ein Reigentanz.

Hoffmann von Fallersleben

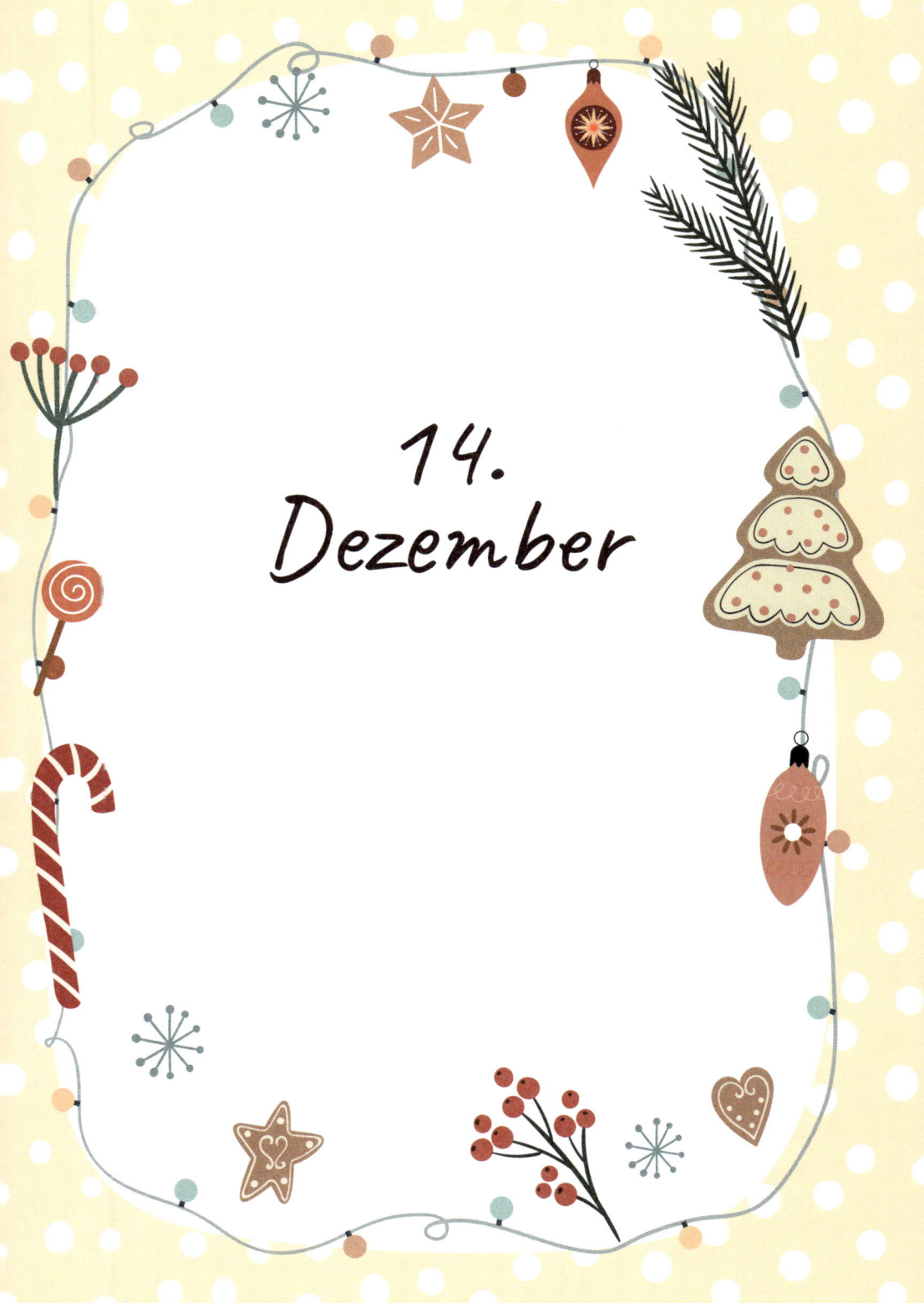
14. Dezember

14. Dezember

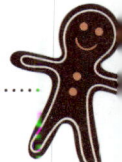

Rodeln mit Hindernissen

Die ganze Nacht hatte es geschneit und die Landschaft sah aus, als wäre sie in weiche Watte gehüllt. Jetzt schien die Sonne und der klare Wintertag lockte trotz der bissigen Kälte die Kinder auf die Straßen und Hänge. Überall sah man sie mit ihren Holzschlitten und manche hatten sich sogar Skier unter die Füße geschnallt. Reinhold war gerade damit beschäftigt, mit einer alten Speckschwarte die Kufen seines Schlittens einzureiben, eine Methode, um dem Schlitten Beine zu machen, wenn es den Hang hinunterging. Gleich war er mit seinen Freunden Heinz und Konrad verabredet, mit denen er sich heute etwas Besonderes vorgenommen hatte. Dazu klemmte er sich eine Schaufel unter den Arm, belud seinen Schlitten mit einem alten Kanister, den er mit Wasser gefüllt hatte, und machte sich auf den Weg.
Die Rodelbahn lag am Rande des Dorfes. Ein herrlich steiler Hang, auf dem die Fahrt nach unten wie im Sausewind ging. Heinz und Konrad warteten bereits ungeduldig auf Reinhold. Zum Glück trieb sich heute noch kein anderer auf der Bahn herum und sie konnten sofort mit ihrem Vorhaben beginnen. Das ewige Spiel des Berg-Runter-Fahrens, um sich dann wieder mit dem Schlitten den Hang hinaufzuquälen und erneut unten zu landen, schien den Jungs nicht spannend genug. Und so würden sie heute der Bahn einen neuen Pfiff verpassen und auf ihr zwei Buckel errichten. Mit Begeisterung machten sich die drei an die Arbeit und nach nicht allzu langer Zeit sah die Rodelbahn wie ein Kamel aus. Zwei schöne große Schneehöcker, die die Jungs mit Wasser übergossen hatten, das wegen der Kälte sofort gefror und sie herrlich glatt machte, ragten aus ihr heraus.
Jetzt kam die Probe auf's Exempel. Reinhold fuhr als Erster und nach einem lautstarken „Bahn frei!" nahm er trotz der schnellen

14. Dezember

Fahrt die Buckel mit Bravour, ohne mit seinem Schlitten von der Bahn abzukommen. Heinz und Konrad schafften es ebenso gut. Also bekamen die Buckel bei der nächsten Runde noch eine Zulage. Alles ging wieder gut und mit fröhlichem Gejuchze flogen die Jungs beim Passieren der Buckel in die Luft, landeten wieder auf der Bahn und sausten dann den Rest des Hangs hinunter. Höher und höher wurden die Buckel mit Schnee aufgeschüttet und mit Wasser präpariert. Die Fahrt darüber wurde immer riskanter, aber wer hört schon auf die kleine innere Stimme. Und so passierte es: Reinhold wollte gerade wieder über den ersten Hügel sausen, als er das Gleichgewicht verlor. In hohem Bogen flog er vom Schlitten und landete kopfüber in einem Schneeberg neben der Bahn. Konrad und Heinz, die unmittelbar gefolgt waren, rauschten im Höhenflug über den ersten Buckel und krachten dann in den Schlitten von Reinhold, der herrenlos vor dem zweiten Buckel liegen geblieben war. Schlitten und Jungs verkeilten sich ineinander und blieben als buntes Knäuel auf der Bahn liegen.

Reinhold, der sich inzwischen aus dem Schneeberg herausgearbeitet hatte, eilte mit klopfendem Herzen seinen Kameraden zur Hilfe und war heilfroh, dass sich keiner ernsthaft verletzt hatte. Außer ein paar schmerzhaften Beulen und blauen Flecken hatten sie nichts davongetragen. Gott sei Dank! So kurz vor Weihnachten mit einem gebrochenen Bein im Bett zu liegen, wäre furchtbar gewesen. Nach einer Fahrt mit Hindernissen war allerdings an diesem Tag keinem mehr so richtig zumute. Dafür aber umso mehr nach einer Schneeballschlacht mit ihren Erzfeinden aus der Parallelklasse, die sie auf dem Heimweg trafen und ordentlich einseiften.

14. Dezember

Anregungen:

Schlittenfahren, Schlitterbahnen gießen und Hügel auf Rodelbahnen errichten gehören zu den Wintererinnerungen vieler Demenzerkrankter und werden mit positiven Gefühlen verbunden.
Ein mitgebrachter alter Holzschlitten als Anschauungsmaterial wirkt unterstützend, um die Geschichte besser zu verstehen.
Gern werden auch Winterfotos von früher angeschaut.

„Schneeflöckchen, Weißröckchen"

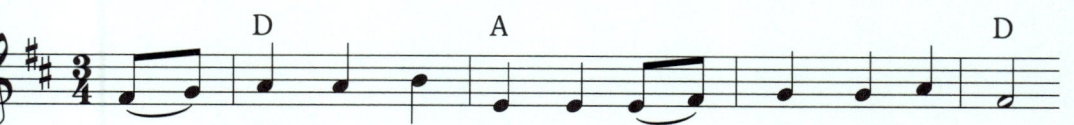

1. Schnee-flöck-chen, Weiß-röck-chen, wann kommst du ge-schneit?

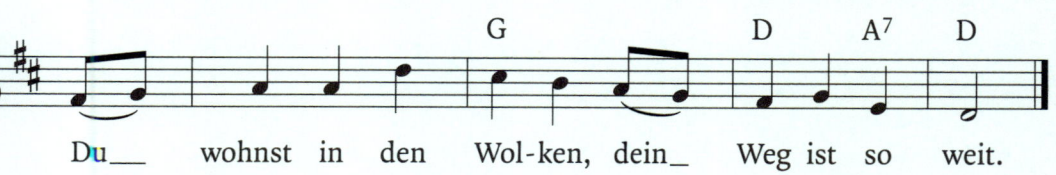

Du__ wohnst in den Wol-ken, dein_ Weg ist so weit.

2. Komm, setz dich ans Fenster,
du lieblicher Stern,
malst Blumen und Blätter,
wir haben dich gern.

3. Schneeflöckchen, du deckst uns
die Blümelein zu,
dann schlafen sie sicher
in friedlicher Ruh'.

4. Schneeflöckchen, Weißröckchen,
komm zu uns ins Tal,
dann bau'n wir den Schneemann
und werfen den Ball.

Volksgut

 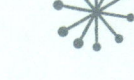    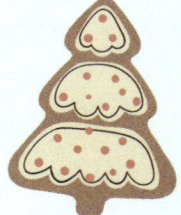

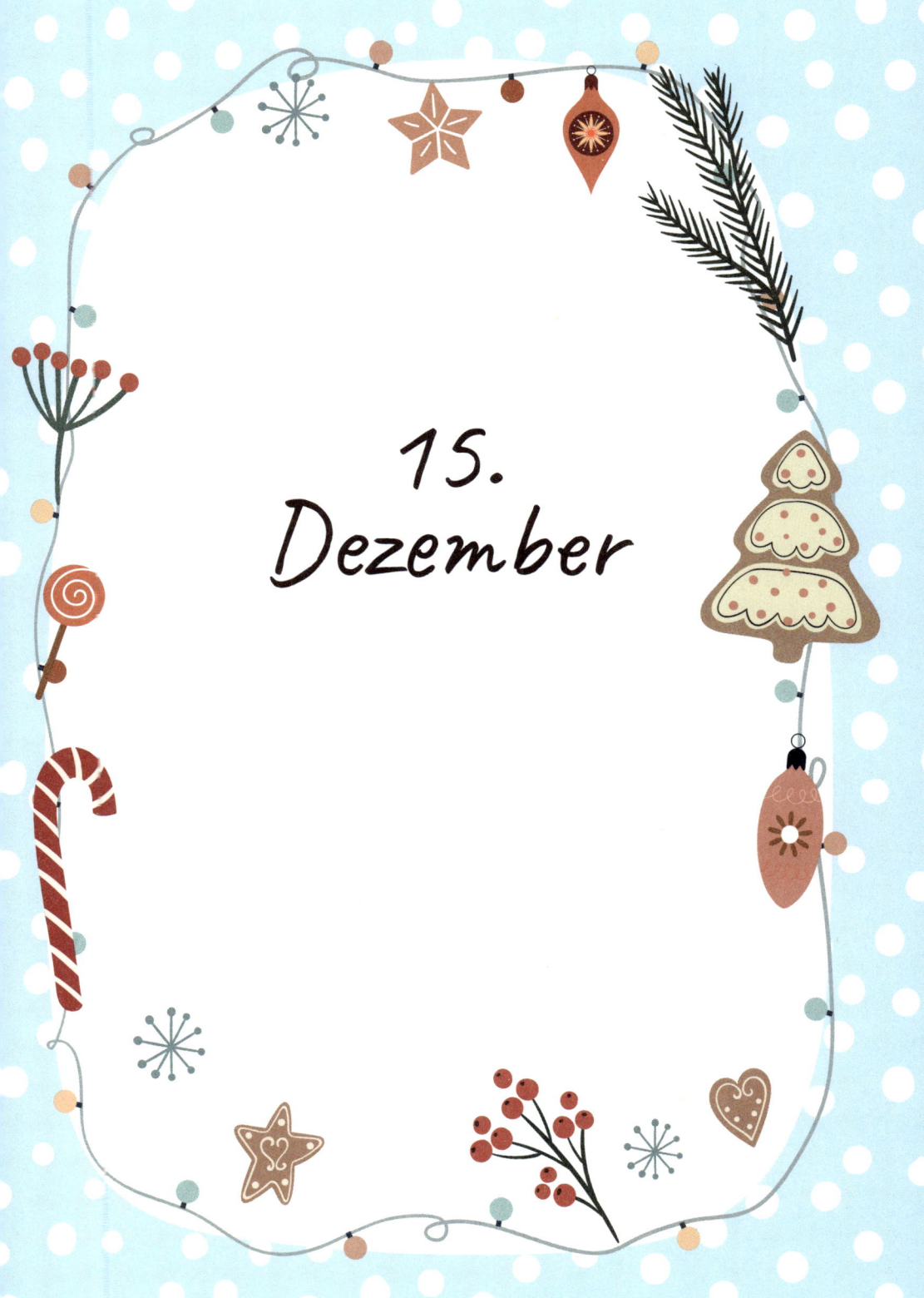
15.
Dezember

15. Dezember

Der besondere dritte Advent

Rosemarie lief der Schweiß von der Stirn und ihre Wangen glühten. Seit Stunden stand sie in der großen Bauernküche und schob ein Plätzchenblech nach dem anderen in den Backofen. Am Sonntag war dritter Advent und ihre beiden Schwestern mit Männern und Kindern würden zu Besuch kommen. Ihre Nussprinten nahmen schon richtig Farbe an, was ihr ein prüfender Blick in den Ofen bestätigte, und die bereits gebackenen Pfeffernüsse und Kokosmakronen auf dem Tisch verströmten einen verführerischen Duft in der Küche. Sie musste sich beherrschen, nicht einige von ihnen in ihrem Mund verschwinden zu lassen. Beim Plätzchenbacken war Rosemarie in ihrem Element, obwohl sie auch hervorragend Torten zaubern konnte. Ihr Frankfurter Kranz hatte es in ihrer Familie schon zu einiger Berühmtheit gebracht.

Nach getaner Arbeit kramte Rosemarie ihre schöne hölzerne Aufbewahrungskiste, die ihr der Vater vor Jahren einmal zu Weihnachten geschenkt hatte, aus dem untersten Fach des Küchenschranks hervor. Auf dem Deckel war eine Krippe zu sehen, die ihr Vater mit großer Sorgfalt hineingeschnitzt hatte. Genau der richtige Ort zur Aufbewahrung ihrer Kostbarkeiten, dachte Rosemarie. Sie legte den Boden mit Pergamentpapier aus und schichtete vorsichtig Lage für Lage ihrer Plätzchen hinein. Nach einem letzten stolzen Blick auf ihr gelungenes Werk klappte sie den Deckel zu und verstaute die Plätzchenkiste wieder in der untersten Ecke des Küchenschrankes. Auf diese Weise kam auch niemand in Versuchung, sich vor Sonntag daran zu bedienen. Gerne hätte Rosemarie nach der Backerei eine kleine Verschnaufpause eingelegt, aber es gab bis Sonntag noch zu viel zu tun. Die Fenster mussten geputzt, der Boden in der guten Stube gebohnert und der Tisch adventlich geschmückt werden, und das neben all den anderen Aufgaben, die sie als Bäuerin

15. Dezember

zu bewältigen hatte. Hausfrauenarbeit war zwar behände, nahm aber bekanntlich nie ein Ende. Trotzdem freute sich Rosemarie auf ihre Verwandtschaft, die sie gern um ihren großen Tisch versammelte. Wenn die Kerzen am Adventskranz brannten, der Ofen vor sich hin bullerte und sie alle zusammen nach dem Kaffee Adventslieder sangen und musizierten, durchströmte Rosemarie immer ein Gefühl von Geborgenheit und eine Art Heimeligkeit, die bei ihr nur zur Weihnachtszeit aufkam.

Der Sonntag kam, auf dem Tisch funkelte das gute Geschirr auf der weißen, frisch gestärkten Tischdecke, die Rosemarie zur Feier des Tages aufgelegt hatte, die drei Kerzen am Adventskranz brannten friedlich vor sich hin, der Kaffeeduft zog verheißungsvoll durch die Stube, alle plauderten fröhlich miteinander und warteten auf den großen Auftritt der Plätzchen von Rosemarie, die ihre Kiste auch sofort vorfreudig aus dem Versteck holte. Doch was war das? Rosemarie wurde blass und der Schreck war ihr ins Gesicht geschrieben. Nein, das konnte doch nicht wahr sein! Als Rosemarie den Deckel öffnete, starrte sie gähnende Leere an, nur noch einige wenige Krümel befanden sich in der Kiste, dafür aber deutliche Hinterlassenschaften ungebetener Gäste. Mäuse hatten ein Loch in die Kiste und auch die Wand des Küchenschranks – wie sich später herausstellte – genagt und munter auf ihre Weise mit den Plätzchen von Rosemarie Advent gefeiert. Rosemarie war den Tränen nahe. „Meine schönen Plätzchen, meine köstlichen Plätzchen, alle weg", rief sie ein ums andere Mal. Sie war untröstlich, bis ihre Schwester eine grandiose Idee hatte. Ungerührt der Katastrophe rief sie: „Nun, dann backen wir eben jetzt alle zusammen neue!" Und das taten sie. Einer schlug die Butter, ein anderer zog die Mandeln ab, wieder ein anderer rührte den Teig usw. Das eine oder andere Adventslied klang dazu durch die Küche und beflügelte die Bäcker bei ihrer Arbeit. Und obwohl viele Köche normalerweise den Brei verder-

15. Dezember

ben, gelangen die Plätzchen ganz hervorragend und schmecken vorzüglich. Von jenem dritten, ganz besonderen Advent erzählten sich alle in der Familie noch viele Jahre lang, wobei sich bei allen ein vergnügtes Lächeln auf dem Gesicht beobachten ließ.

Anregungen:

Schaffen Sie zur Untermalung der Geschichte eine schöne adventliche Atmosphäre mit Kaffee, Tee, einem Adventskranz, an dem Kerzen brennen, etc. und stellen Sie eine schöne Schmuckdose mit Plätzchen auf den Tisch, deren Inhalt natürlich auch genossen werden darf. Gemeinsames Plätzchenbacken im Vorwege ist ebenfalls eine gute Einstimmung auf die Geschichte und ein sinnliches und Freude bringendes Erlebnis.

Wie hat man früher oder auch später die Adventssonntage verbracht, kamen Gäste, wurden gemeinsam Plätzchen gebacken oder zusammen gesungen und musiziert, welche Bräuche wurden gepflegt? Das sind Themen, die sich gut an die Geschichte anschließen lassen. Die Adventszeit ist vielen Demenzerkrankten sehr positiv in Erinnerung und sie erzählen gern darüber.

Das Thema „Mäuse", besonders auf dem Land, und deren Bekämpfung sind auch ein Thema, zu dem Demenzerkrankte, die auf dem Land groß geworden sind, etwas beitragen können.

Weihnachtslied

Vom Himmel in die tiefsten Klüfte
Ein milder Stern herniederlacht.
Vom Tannenwalde steigen Düfte
Und hauchen durch die Winterlüfte,
Und kerzenhelle wird die Nacht.

Mir ist das Herz so froh erschrocken,
Das ist die liebe Weihnachtszeit!
Ich höre fernher Kirchenglocken
Mich lieblich heimatlich verlocken
In märchenstille Herrlichkeit.

Ein frommer Zauber hält mich wieder,
Anbetend, staunend muss ich stehn;
Es sinkt auf meine Augenlider
Ein goldner Kindertraum hernieder,
Ich fühl's, ein Wunder ist gescheh'n.

Theodor Storm

16. Dezember

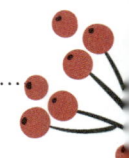

Das verschwundene Lenchen

Marlene saß am Küchentisch und bastelte Strohsterne. Nicht mehr lange und es war Heiligabend. Marlenes Mutter stand schon seit Tagen in der Küche und ließ ein Plätzchenblech nach dem anderen im Ofen verschwinden. Von dem leckeren Duft, der durch die Küche zog, lief Marlene das Wasser im Mund zusammen und sie stibitzte sich blitzschnell ein fertiges Plätzchen und ließ es in ihrem Mund verschwinden.

Papa hatte bereits mit ihrem großen Bruder Rudolf den Weihnachtsbaum bei Förster Krone besorgt und in der guten Stube aufgestellt, die nun zur Sperrzone erklärt worden war. Mama schmückte den Baum schon lange vor dem Fest, da sie Heiligabend genug mit anderen Dingen zu tun hatte, aber niemand von den Kindern durfte den geschmückten Baum vor Heiligabend sehen.

Marlene liebte die geheimnisvollen Tage vor Heiligabend und konnte ihre Aufregung kaum zügeln. Dieses Jahr hatte sich allerdings ein Wermutstropfen in ihre Vorfreude gemischt: Ihre Lieblingspuppe Lenchen war plötzlich verschwunden.

Seit gestern war sie wie vom Erdboden verschluckt. Marlene hatte überall angestrengt nach ihr gesucht, aber nirgends war sie zu finden gewesen. Ob ihr Bruder Rudolf wieder dahintersteckte? Er verschleppte gerne mal ihre Puppen, um sie zu ärgern. Heute war Rudolf aber besonders lieb zu ihr gewesen und hatte ihr sogar ein Märchen von den Gebrüdern Grimm vorgelesen.

Wo also steckte Lenchen bloß? Marlene, die eine gute Puppenmutter war, machte sich Sorgen und betete inständig zum Christkind, ihr doch Lenchen wiederzubringen. Erst gestern hatte Marlene ihre Puppe extra noch gebadet und ihr ein sauberes Kleid angezogen, damit sie zum kommenden Fest fein wäre. Ihre Mama hatte für sie auch ein neues Kleid mit Puffärmeln und roten Schleifen genäht

16. Dezember

und sogar ein Paar neue Winterschuhe für sie zum Fest gekauft. Die alten hatten auch schon seit einer Weile mächtig am großen Zeh gedrückt.

Mama, die zum Essen rief, riss Marlene aus ihren Gedanken. Es gab Eintopf mit Würstchen. Eigentlich mochte Marlene das und bohrte gerne die Würstchen tief in den Senf, aber heute war ihr Magen wie zugeschnürt. Ohne Lenchen wollte es ihr nicht recht schmecken.

„Vielleicht bringt dir das Christkind ja eine neue Puppe", versuchte Papa sie aufzumuntern, aber Marlene hatte Sehnsucht nach Lenchen und nicht nach irgendeiner neuen Puppe.

Die Tage bis zum Heiligabend zogen sich wie Kaugummi und ohne Lenchen vergingen sie für Marlene noch langsamer. Sehnsüchtig hoffte Marlene, dass das Christkind ein Einsehen hatte und ihr Lenchen wiederbringen würde.

Und kam es so? Es kam so! Als am Heiligabend die Weihnachtsstube für Marlene aufging, der Baum ihr im hellen Kerzenlicht entgegenstrahlte, entdeckte sie unter einem Tannenzweig, sie konnte es kaum fassen, ihr heiß geliebtes Lenchen. Stolz stand sie da und lächelte ihr liebevoll entgegen. Beinahe hätte Marlene sie gar nicht erkannt, denn sie trug ein weißes Brautkleid mit Spitzen und auf ihrem schönen blonden Haar steckte ein Perlenkranz, der einen langen weißen Schleier hielt.

Marlene traute sich kaum, Lenchen anzufassen, so schön sah sie aus. Aber dann drückte sie Lenchen doch stürmisch an ihr Puppenmutterherz, überglücklich, sie wiederzuhaben. Der Schleier geriet unter so viel Mutterliebe ein wenig in Schieflage, aber das war egal. Hauptsache, Lenchen war wieder da und würde heute Nacht wie immer bei Marlene im Bett schlafen. Beim Abendgebet schickte Marlene leise ein Dankeschön an das Christkind, auf das man sich in Notfällen doch wirklich verlassen konnte.

16. Dezember

Anregungen:

Eine nostalgische Puppe, die möglichst der in der Geschichte ähnlich sieht und die der bzw. die Zuhörer in den Arm nehmen dürfen, lässt den Text näherkommen.

Es bietet sich auch an, über Spielzeug von früher allgemein zu sprechen. Was gehörte z. B. zu den Lieblingsspielzeugen in der Kindheit.

Sie können auch alte Fotos von früheren Weihnachtsfesten zusammen anschauen. Weihnachten ist meist positiv besetzt und weckt viele angenehme Erinnerungen.

Weihnachten

Markt und Straßen stehn verlassen,
Still erleuchtet jedes Haus,
Sinnend' geh ich durch die Gassen,
Alles sieht so festlich aus.

An den Fenstern haben Frauen
Buntes Spielzeug fromm geschmückt,
Tausend Kindlein stehn und schauen,
Sind so wunderstill beglückt.

Und ich wandre aus den Mauern
Bis hinaus ins freie Feld,
Hehres Glänzen, heil'ges Schauern!
Wie so weit und still die Welt!

Sterne hoch die Kreise schlingen,
Aus des Schnees Einsamkeit
Steigt's wie wunderbares Singen –
O du gnadenreiche Zeit!

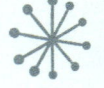

Joseph von Eichendorff

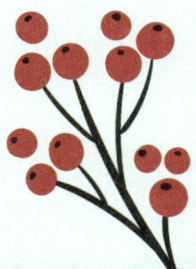

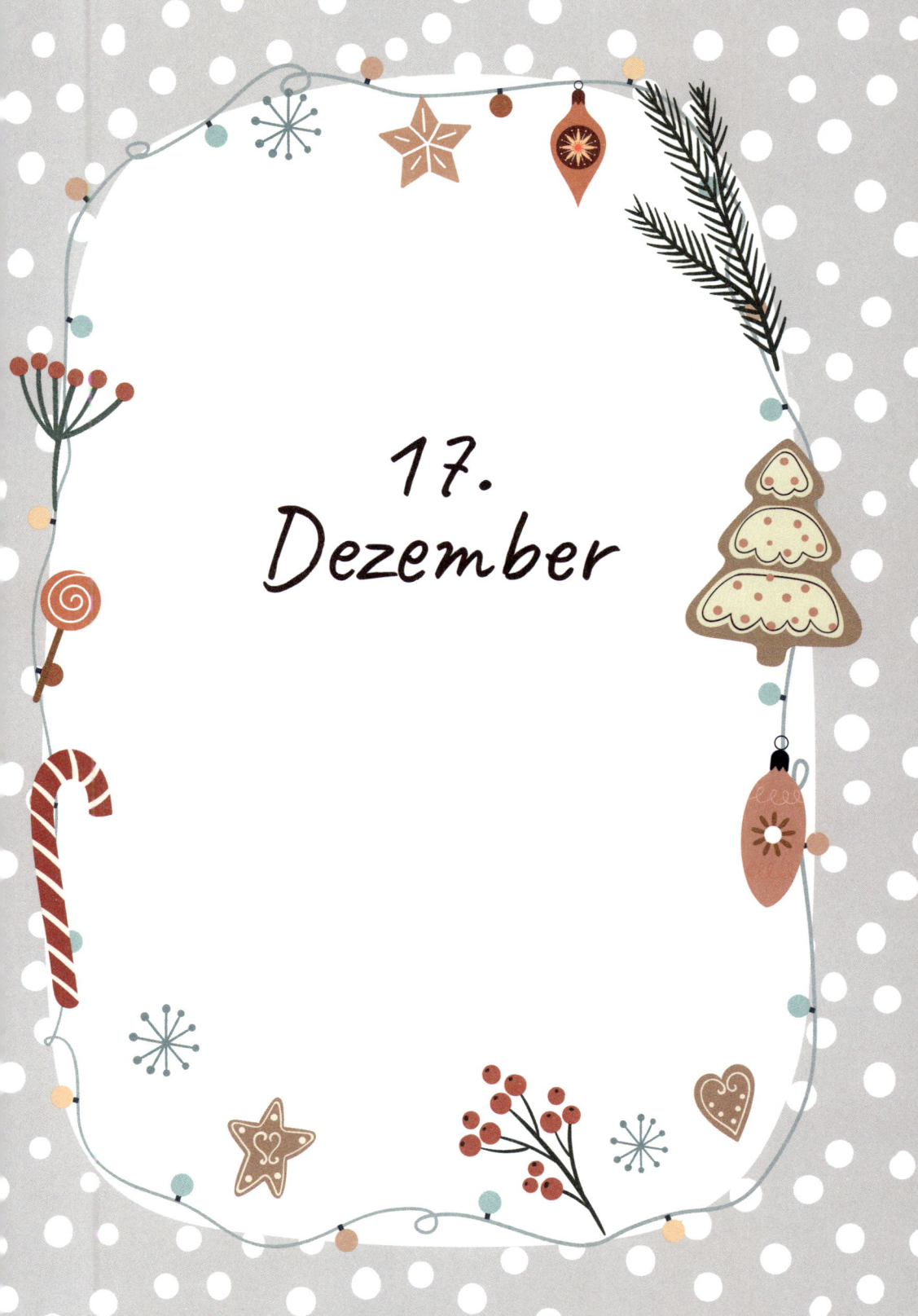
17. Dezember

17. Dezember

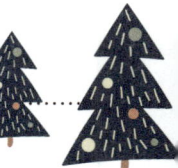

Das verschwundene Fahrrad

Peter starrte auf den mächtigen Berg Steinkohle, den er in den Keller der alten Dame Pieschke schippen sollte. Eine anstrengende und vor allem staubige Angelegenheit. Er sah danach immer so schwarz wie ein Schornsteinfeger aus. Aber Peter träumte von einem neuen Fahrrad und dafür war ihm jede Arbeit recht, mit der er sein eisern Erspartes aufstocken konnte. Frau Pieschke auszuhelfen lohnte sich zudem besonders. Sie zählte zu den wohlhabenderen Bewohnerinnen des Dorfes und hielt außerdem nicht wie so mancher Geizkragen krampfhaft den Daumen auf ihr Geld. Nein, sie war eine großherzige alte Dame, die nach der Devise handelte „Leben und leben lassen". Und so rückte mit jeder Schaufel Kohle, die im dunklen Kohlenkeller landete, Peters Traum vom neuen Fahrrad in greifbare Nähe. Wenn alles gut ging, würde er sich zum Weihnachtsfest endlich sein lang ersehntes Fahrrad kaufen können.

Viele Jahre hatte Peter ein neues Fahrrad auf seinen Wunschzettel für das Christkind geschrieben, aber immer war sein Herzenswunsch unerfüllt geblieben. Wenn auf das Christkind kein Verlass war, musste man sich eben selbst helfen. Und so hatte er jede Hilfsarbeit erledigt, die man ihm angeboten hatte. Holzhacken für Opa, kleine Einkäufe für Frau Schneider, die das Haus nicht mehr verlassen konnte, Autos an der Tankstelle waschen oder den Fifi der Nachbarin ausführen. Was er für seine Dienste bekam, war nicht immer großartig, aber „Kleinvieh macht auch Mist". Und so war die Blechschachtel, in der er sein Erspartes aufbewahrte, immer voller geworden und würde bald für den Kauf des heiß begehrten Fahrrads reichen.

Seit Monaten stand das gute Stück bei Spielwarenhändler Hinkelmann im Schaufenster und Peter hatte sich schon oft auf dem Heimweg von der Schule die Nase an der Schaufensterscheibe platt gedrückt. Genau dieses Rad wollte er haben. Er konnte sich nicht sattsehen an dem blinkenden Rahmen und dem schneidig geformten Lenker. Das Rad sah wie das Rennrad von den besten Rennradfahrern aus. In Gedanken sah sich Peter schon damit durch die Straßen flitzen und alle seine Schulkameraden neidisch machen.

Der Kohleberg war unter all den beflügelnden Gedanken an das Fahrrad schnell verschwunden und als Frau Pieschke ihm als Lohn für die getane Arbeit das doppelte Geld in die Hand drückte wie sonst, hätte er vor Freude Luftsprünge machen können. „Weil es ein so großer Berg war und bald Weihnachten ist", hatte sie gesagt und dabei verschmitzt ein Auge zugekniffen. Wer hätte das gedacht, jetzt würde sein Geld für das Fahrrad reichen, und das schon eine Woche vor Weihnachten, jubelte Peter innerlich. Geschwind ging er nach Hause, beseitigte die Kohlenspuren im Gesicht und an den Händen, schlüpfte in saubere Klamotten und dann ging's im Eilschritt – die Geldschatulle unterm Arm – zu Händler Hinkelmann.

Sein Herz klopfte vor Freude und Aufregung so schnell, dass er fast keine Luft mehr bekam. Schon war besagter Laden in Sicht. Aber was war das? Peter traute seinen Augen nicht, das Rad war weg. Einfach aus dem Schaufenster verschwunden. Sollte es ihm jemand weggeschnappt haben? Die trockene Auskunft von Hinkelmann, er habe das Rad vor ein paar Stunden an einen älteren Herrn verkauft, der es für seinen Enkel zu Weihnachten haben wollte, ließ Peter vor Enttäuschung erstarren und er musste aufpassen, dass er nicht zu heulen anfing. Endlich hatte er das Geld zusammengebracht und jetzt war das Fahrrad an jemand anderen verkauft worden. Ob er noch mal vor Weihnachten ein solches Fahrrad reinbekäme, konnte Hinkelmann nicht sagen, vielleicht im neuen Jahr, vertröstete er Peter.

Die nächsten Tage war Peter schlecht gelaunt und daran änderte auch das bevorstehende Weihnachtsfest nichts. Selbst als am Heiligabend die Weihnachtsglocke die Bescherung ankündigte, betrat Peter ohne Vorfreude die Weihnachtsstube. Sicher lagen wieder ein paar Bunt-

17. Dezember

stifte, ein Buch oder eine neue Hose, Mütze oder Schal unter dem Weihnachtsbaum. All die Sachen waren zwar nützlich, aber nicht sein Herzenswunsch. Wie gern hätte er seinen Schulkameraden sein neues Fahrrad als Geschenk vom Christkind präsentiert, egal ob er es sich selbst zusammengespart und bezahlt hatte. Die Weihnachtsstube ging auf und Peter … traf fast der Blitz. Unter dem Weihnachtsbaum funkelte und blinkte Peter genau der Drahtesel entgegen, der vor ein paar Tagen noch in Hinkelmanns Schaufenster gestanden hatte und den er hatte kaufen wollen. „Mein Rad, mein Rad, mein wunderbares Rad", rief Peter immer wieder begeistert, und als er in die leuchtenden Augen seines Großvaters schaute, wusste er, dass das Christkind wohl nicht immer Flügel hatte, sondern manchmal auch auf zwei Beinen eines liebenden Menschen daherkam. Stolz und überglücklich präsentierte Peter sein Rad seinen Schulkameraden, deren Neid er dadurch besänftigte, dass er sie auch einmal darauf fahren ließ. Sein gespartes Geld legte Peter vorerst auf die hohe Kante, man konnte ja nie wissen, wofür man es noch einmal brauchen konnte.

Anregungen:

Stellen Sie als Anschauungsmaterial eine Blechdose mit gespartem Geld auf den Tisch. Vielleicht finden Sie im Internet Fotos von früher, auf denen Kinder bei Aushilfsarbeiten zu sehen sind (Kohle schippen, Autos waschen, Zeitungen austragen, bei der Ernte helfen etc.), die Sie zusammen anschauen können.
Fragen Sie Ihren/Ihre Zuhörer, ob sie als Kind Geld verdient haben und auf welche Weise. Was haben sie sich als Kind zu Weihnachten gewünscht und gingen Herzenswünsche in Erfüllung?
Besaß/en der/die Zuhörer als Kind ein Fahrrad?

„Kling Glöckchen"

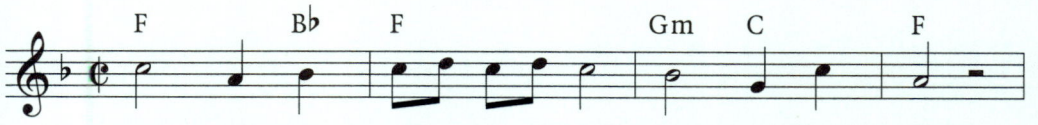
1. Kling, Glöck-chen, klin-ge-lin-ge-ling, kling, Glöck-chen, kling!

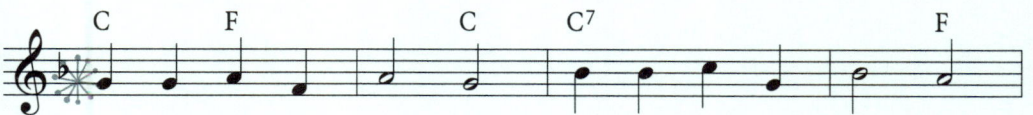
Lasst mich ein, ihr Kin-der, 's ist so kalt der Win-ter,

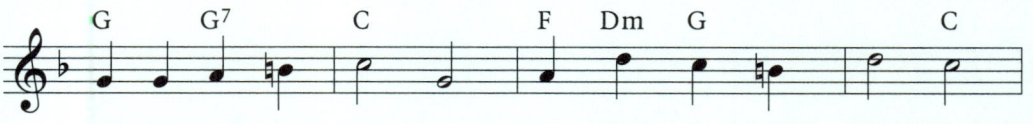
öff-net mir die Tü-ren, lasst mich nicht er-frie-ren!

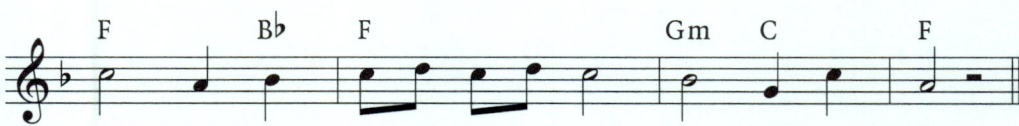
Kling, Glöck-chen, klin-ge-lin-ge-ling, kling, Glöck-chen, kling!

2. Kling, Glöckchen, klingelingeling,
kling, Glöckchen, kling!
Mädchen hört und Bübchen,
macht mir auf das Stübchen,
bring' euch milde Gaben,
sollt' euch dran erlaben.
Kling, Glöckchen, klingelingeling,
kling, Glöckchen, kling!

3. Kling, Glöckchen, klingelingeling,
kling, Glöckchen, kling!
Hell erglühn die Kerzen,
öffnet mir die Herzen,
will drin wohnen fröhlich,
frommes Kind, wie selig.
Kling, Glöckchen, klingelingeling,
kling, Glöckchen, kling!

Musik: Volksgut; Text: Karl Enslin

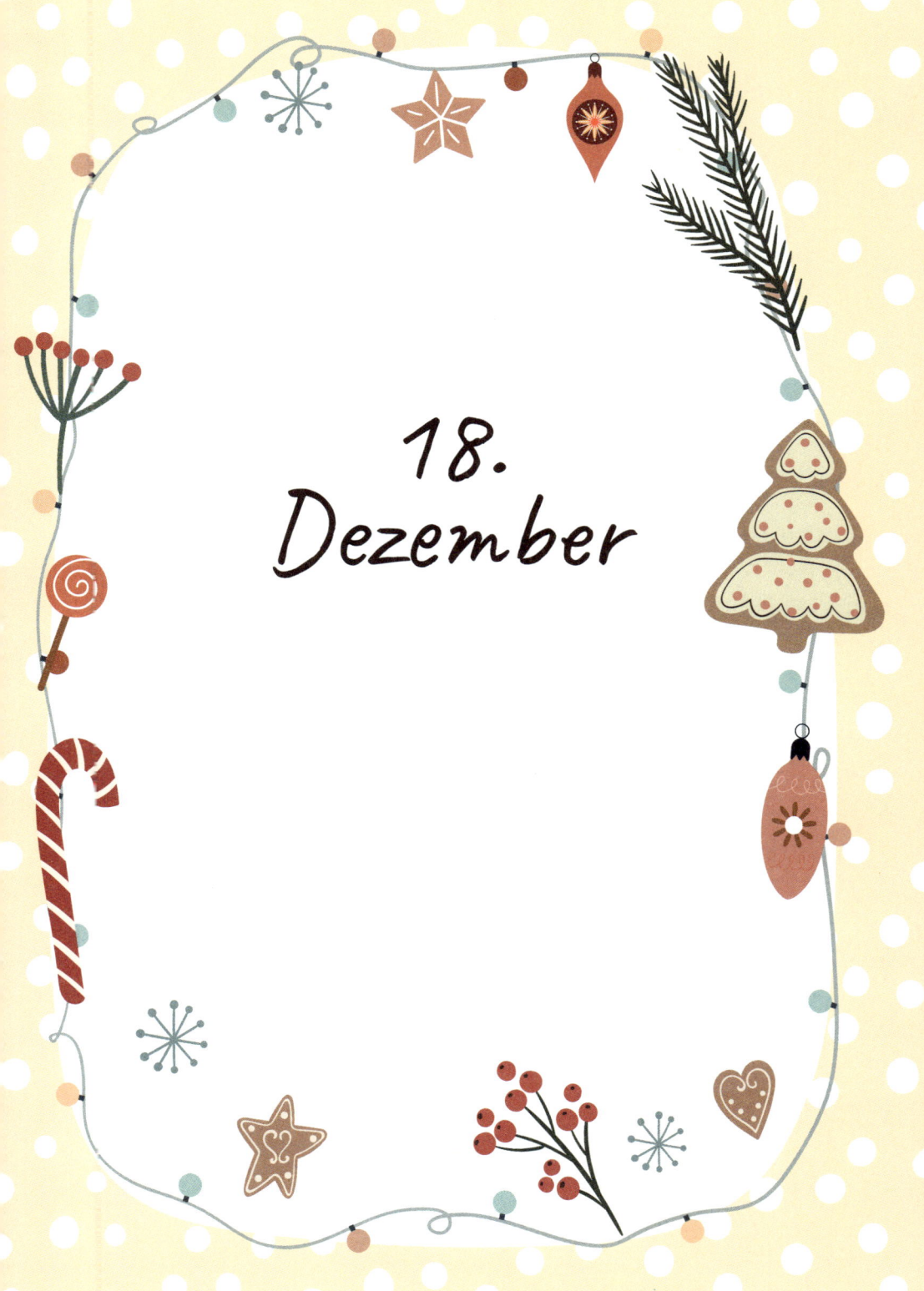
18. Dezember

18. Dezember

Der Überraschungsgast

Es war so kalt, dass Willi und Klaus sich bereits wie lebendige Eisstatuen fühlten, und der Weg in den Wald, wo sie einen Tannenbaum für die Schulweihnacht besorgen sollten, war wegen des hohen Schnees kaum zu bewältigen. Bei jedem Schritt sanken ihre Füße, die in Holzschuhen steckten, tief in den Schnee und der ewig knurrende Magen verstärkte die Kälte.

Trotzdem waren sie heute irgendwie froh gestimmt und die Vorfreude auf die Weihnachtsfeier ließ sie alles leichter ertragen. In den wenigen Unterrichtsstunden, die in der Schule stattfanden – meist bekamen sie dort nur Aufgaben, die sie zu Hause erledigen mussten, weil die Schule nicht beheizt werden konnte – hatten sie Weihnachtslieder, Gedichte und ein Krippenspiel aus dem Lesebuch des achten Schuljahrs einstudiert. Alle Eltern waren eingeladen und jeder sollte etwas zu essen und auch ein Bündel Brennmaterial für den großen schwarzen Ofen im Festsaal mitbringen.

Willi und Klaus, die bereits die achte Klasse besuchten, durften ihren herbeigeschleppten Weihnachtsbaum auch selbst schmücken, was ihnen besonderen Spaß machte. Ganz oben setzten sie dem Tannenbaum eine glitzernde Spitze auf, sodass er gleich etwas größer wirkte. Auf jedem Ast klemmten sie dann Wachskerzen fest und verzierten das Ganze noch mit Kugeln und selbst gebastelten Strohsternen, die einige Eltern gestiftet hatten. Als Klaus und Willi ihren geschmückten Baum begutachteten, waren sie sehr zufrieden, war es ihnen doch gelungen, den etwas schiefen Wuchs der Tanne durch ihr Schmücken auszugleichen.

Noch schnell ein Podium für das Krippenspiel aufbauen und ihre Arbeit war getan. Hausmeister Ludwig bemühte sich derweil, den Ofen, dessen Rohr bis zur Decke reichte, in Gang zu bringen. Er pustete und fächelte unentwegt den glimmenden Holzscheiten, die

18. Dezember

feucht zu sein schienen, gut zu, bis endlich ein bullerndes Feuer losging, das den Saal in eine heimelige gute Stube verwandelte.
Punkt vier strömten dann auch alle Kinder und Eltern in den Saal. Alle hatten ein Päckchen Holz unterm Arm und brachten selbst gebackene Kekse, Äpfel oder Kompott mit. Für die vielen Menschen wurde es etwas eng, aber das störte niemanden, denn mit jedem Menschen wurde es gleich noch ein bisschen wärmer. Die angezündeten Kerzen am Baum, die Wärme im Raum, das Krippenspiel der Schüler und das von allen laut mitgesungene „O du fröhliche", das Musiklehrer Mahnke am Klavier begleitete, ließ alle Schrecken und Entbehrungen des erlebten Krieges für Augenblicke verstummen.
Da ging plötzlich die Tür auf und ein amerikanischer Soldat spazierte mit einem großen Korb in den Saal. Die Musik verstummte augenblicklich und alle hielten den Atem an. Was wollte ein amerikanischer Soldat bei einer Schulweihnachtsfeier? Der hingegen marschierte, ohne sich beeindrucken zu lassen, mit einem breiten Lachen im Gesicht zum Podium, wo er sich des Inhalts seines Korbes entledigte. Ein Berg von Schokoladenriegeln, Keksen und Apfelsinen wurde sichtbar. Dann wünschte der Soldat auf Englisch allen eine frohe Weihnacht und verschwand so schnell, wie er gekommen war.
Als sich alle von ihrem ersten Schrecken erholt hatten, brach Freude aus und der Schuldirektor sorgte dafür, dass jedes Kind zu der Wachskerze, die für jeden Schüler als Geschenk von der Schule vorgesehen war, auch noch etwas von dem Süßen des Amerikaners bekam.
Als Willi und Klaus sehr viel später nach der Weihnachtsfeier im Dunkeln durch den Schnee nach Hause stapften, waren sie sich einig: Gott hatte einen Engel geschickt, genau wie in der Weihnachtsgeschichte vor 2000 Jahren.

18. Dezember

Anregungen:

Tannenzweige, eine brennende Kerze, ein bunter Teller mit Nüssen, Mandarinen, Keksen und Schokoladenriegeln oder auch Tannenbaumschmuck von früher stimmen als Anschauungsmaterial sehr gut auf die Geschichte ein.

Das Süße von den bunten Tellern kann im Anschluss daran zusammen verzehrt werden.

Alternativ kann man auch je nach Situation einen Miniweihnachtsbaum mit Weihnachtsschmuck von früher zusammen schmücken oder Krippenfiguren aufbauen oder Fotos von Krippenspielen aus früherer Zeit anschauen.

Vertraute Weihnachtslieder zu singen ist immer ein Highlight. Wenn diese dann eventuell sogar von dem bzw. den Erkrankten selbst mit Musikinstrumenten begleitet werden können, ist das ein besonderer Gewinn. Es gibt Demenzerkrankte, die sich kognitiv kaum noch beteiligen, aber ein früher erlerntes Instrument noch spielen können, was für diese ein enormes Erfolgserlebnis ist.

Weihnachten

Zwar ist das Jahr an Festen reich,
doch ist kein Fest dem Feste gleich,
worauf wir Kinder jahraus, jahrein
stets harren in süßer Lust und Pein.
O schöne, herrliche Weihnachtszeit,
was bringst du Lust und Fröhlichkeit!
Wenn der Heilige Christ in jedem Haus
teilt seine lieben Gaben aus.
Und ist das Häuschen noch so klein,
so kommt der Heilige Christ hinein,
und alle sind ihm lieb wie die Seinen,
die Armen und Reichen, die Großen und Kleinen.
Der Heilige Christ an alle denkt,
ein jedes wird von ihm beschenkt.
Drum lasst uns freu'n und dankbar sein!
Er denkt auch unser, mein und dein.

Hoffmann von Fallersleben

19. Dezember

19. Dezember

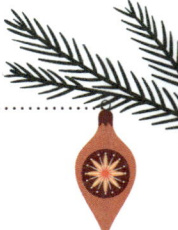

Das Heinzelmännchen

„Verflixt noch 'mal!", rief Cordula. Der ewige Kampf mit den fünf Nadeln war doch einfach fürchterlich, aber ohne diese konnte man Strümpfe nun einmal nicht stricken. Ansonsten war Cordula aber mit der fast fertigen Socke für ihren Vater zufrieden. Papa klagte ständig über kalte Füße und so hatte sich Cordula vorgenommen, ihm zum bevorstehenden Weihnachtsfest ein paar mollig warme Socken zu stricken. Cordula ließ den Faden durch ihre Hand gleiten. Wie schön weich und warm er sich anfühlte. Sie hatte extra ihr Sparschwein geschlachtet und den ganzen Inhalt in besonders schöne Angorawolle investiert. Oma sagte immer: „Sind die Füße warm, ist es der ganze Kerl!" Außerdem machten kalte Füße krank und sie wollte schließlich, dass ihr Vater gesund blieb.

Das Problem war nur, dass Heiligabend schon in wenigen Tagen war und Cordula erst eine Socke fertig hatte. Für die erste hatte sie zwei Wochen gebraucht. Sie hätte eben früher damit anfangen müssen, schalt sie sich selbst und verpasste sich eine symbolische Ohrfeige. Selbst wenn sie Tag und Nacht stricken würde, was ja ohnehin nicht ginge, würde die zweite Socke nicht bis Heiligabend fertig werden. Was sollte sie bloß machen? Vielleicht einen Gutschein schreiben und ihn in die fertige Socke stecken. Das wäre zwar nicht perfekt, aber schließlich zählte ja bei einem Geschenk auch der gute Wille, und den hatte sie ja gehabt. Morgen würde sie einen schönen Zettel schreiben und ihn vielleicht noch mit ein paar weihnachtlichen Motiven verzieren, denn schließlich konnte sie nicht nur stricken, sondern auch gut malen, und Papa würde vielleicht dann darüber hinwegsehen, dass er auf die zweite Socke noch ein bisschen warten müsste. Um all das würde sie sich morgen kümmern, jetzt musste sie dringend ins Bett, denn es war spät geworden und morgen war der letzte Schultag vor Weihnachten

19. Dezember

und sie würden ein Krippenspiel aufführen, dafür sollte man ausgeschlafen sein. Schnell kroch Cordula unter ihre Bettdecke und war auch sofort eingeschlafen.

Als Cordula am nächsten Tag aus der Schule kam, setzte sie sich sofort an ihren Schreibtisch und schrieb in Schönschrift einen Gutschein für Papas zweite Socke. Den Rand des Papiers bemalte sie mit Tannenzweigen, Weihnachtsglocken und Lebkuchen. Dann rollte sie den Gutschein auf und fixierte ihn mit einer hübschen roten Schleife. Jetzt brauchte sie ihn nur noch in der fertigen Socke verschwinden lassen und Papa wäre hoffentlich damit zufrieden. Sie kramte ihr Handarbeitskörbchen hervor, das sie unter ihrem Bett versteckt hatte, und wollte die Socke für Papa herausziehen, als sie etwas Sonderbares entdeckte. Aus ihrem Körbchen kam nicht nur eine Socke, sondern zwei gestrickte zum Vorschein. Wie konnte das sein? Sah sie etwa doppelt? Welches Heinzelmännchen hatte über Nacht ihren zweiten Strumpf für Papa gestrickt? Cordula musste nicht lange überlegen, denn dafür kam nur eine infrage. Wie der Blitz rannte Cordula zu ihrer Oma, die im Dachgeschoss wohnte, fiel ihr um den Hals und rief: „Oma, du bist einfach die Beste!" Oma lächelte nur verschmitzt und bemerkte: „Ich konnte doch nicht riskieren, dass dein Papa nur mit einer Socke losgeht und sich einen Schnupfen holt. Außerdem schlafe ich nachts schlecht und da habe ich dir eben aus der Patsche geholfen." Dass die beiden über die Entstehung der zweiten Socke Stillschweigen bewahrten, versteht sich von selbst. Omas sind nämlich ganz besondere Heinzelmännchen, auf die man sich immer verlassen kann.

19. Dezember

Anregungen:

Als Anschauungsmaterial für diese Geschichte eignen sich Stricknadeln verschiedener Art und Wollknäuel mit unterschiedlichem Weichheitsgrad. Lassen Sie den bzw. die Zuhörer die Wolle befühlen. Welche Wolle eignet sich für was? Fragen Sie, ob der bzw. die Zuhörer stricken können oder früher gestrickt haben. Manche demenzerkrankte Menschen können noch mit einer Strickliesel umgehen, was eine schöne Beschäftigung ist.

Erinnerungen zum Thema „Oma" sind meist positiv emotional besetzt und ein gutes Gesprächsthema nach dem Vorlesen der Geschichte. Falls es Familienfotos zu diesem Thema gibt, kann man sie gemeinsam anschauen und Erinnerungen wecken.

An welche Sprüche zur Erhaltung der Gesundheit erinnern sich die Zuhörer?

Vom Christkind

Denkt euch, ich habe das Christkind geseh'n!
Es kam aus dem Wald, das Mützchen voll Schnee,
mit rotgefrorenem Näschen.

Denn es trug einen Sack,
der war gar schwer,
schleppte und polterte hinter ihm her.

Was drin war, möchtet ihr wissen?
Ihr Naseweise, ihr Schelmenpack,
meint ihr, er wäre offen, der Sack?

Zugebunden bis oben hin!
Doch war gewiss etwas Schönes drin,
es roch so nach Äpfeln und Nüssen!

Anna Ritter

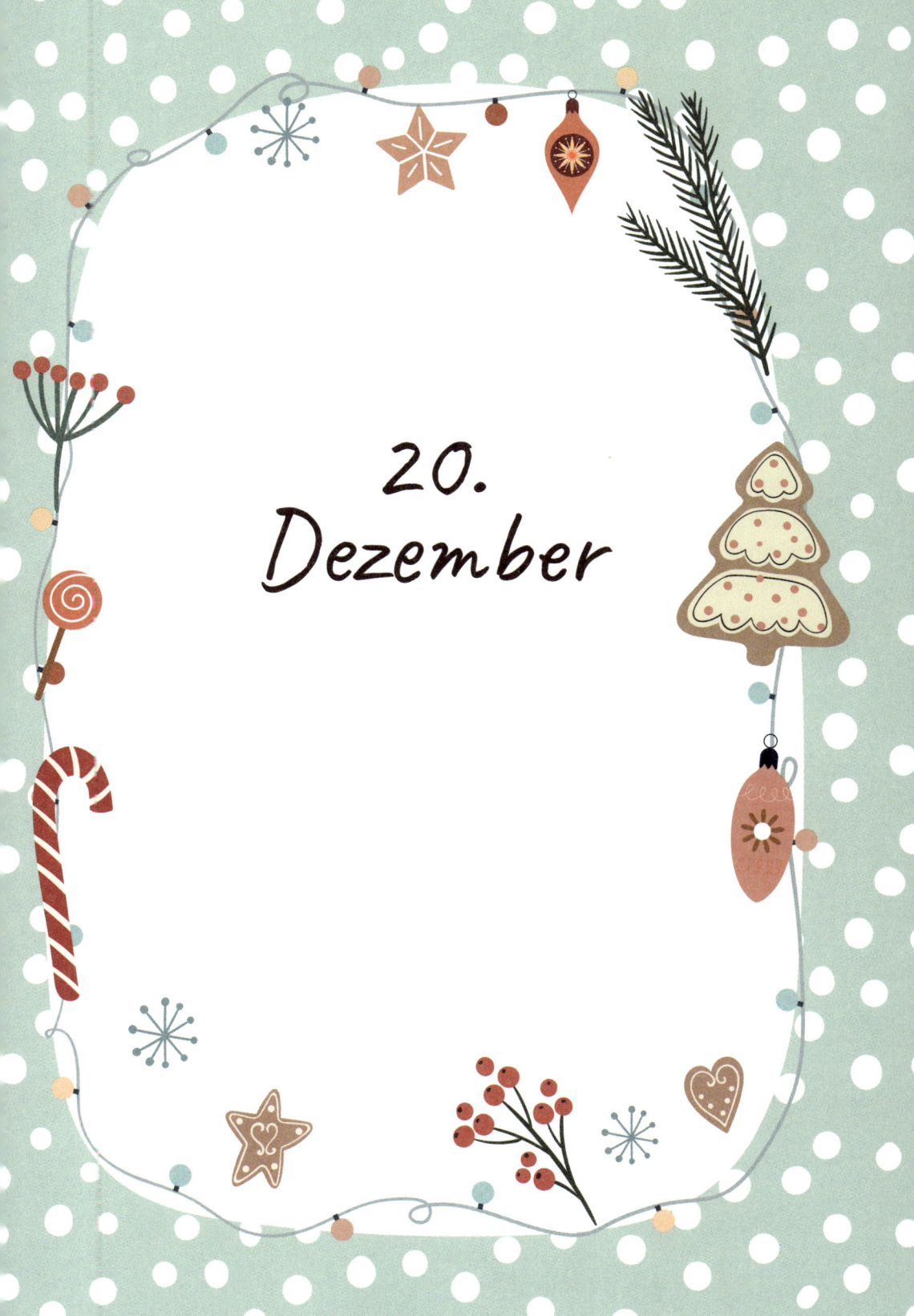

20. Dezember

20. Dezember

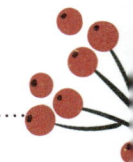

Der Weihnachtshund

Marlene war auf dem Heimweg von ihrem Flötenunterricht, in dem sie heute kräftig Weihnachtslieder geübt hatte. In ihrem Zuhause war es üblich, am Heiligabend vor der Bescherung gemeinsam zu musizieren und zu singen, und sie wollte sich auf keinen Fall blamieren. Während sie an weihnachtlich geschmückten Schaufenstern vorbeiging, wanderten ihre Gedanken zum Heiligabend. Ob ihr Herzenswunsch diesmal in Erfüllung ginge? Sie wünschte sich sehnlichst einen kleinen Hund, der ihr Freund wäre, ihr abends im Bett ihre kalten Füße wärmen würde und mit dem sie spielen und draußen herumtoben könnte. Mama und Papa waren dagegen, dass ein Hund ins Haus käme, er mache Dreck und man müsste bei jedem Wetter mehrmals mit ihm vor die Tür und außerdem brauche er auch Futter und Besuche beim Tierarzt, was ins Geld ginge. Marlene hatte versprochen, alle Arbeit mit dem Hund zu übernehmen, aber Mama war trotzdem nicht zu überzeugen gewesen. So schickte Marlene ein inbrünstiges Stoßgebet zum Christkind und erwartete mit Ungeduld den Heiligen Abend, der irgendwann auch endlich kam.

Marlene war den ganzen Tag über unruhig und aufgeregt und lauschte immer wieder, ob irgendwo ein Hundebellen zu hören wäre, aber alles blieb still. Abendessen und Musizieren, das zum Glück ohne Fehler über die Bühne ging, schienen heute nicht enden zu wollen, bis endlich nach gefühlt einer Ewigkeit das Weihnachtsglöckchen zur Bescherung rief und die Stubentür aufgemacht wurde. Der Weihnachtbaum durchstrahlte mit seinen Kerzen, Kugeln und dem Lametta den Raum. Unter dem Baum entdeckte Marlene einige Päckchen für sie, aber ein Hund war nicht zu sehen. Marlene musste sich zusammenreißen, um ihre Enttäuschung nicht zu zeigen, und packte etwas missmutig ihre Geschenke aus. Ein

20. Dezember

neues Schreibmäppchen, ein Hütchenspiel, ein neues Kleid und ein Buch, in dem ein Hund die Hauptrolle spielte, kamen zum Vorschein. Ein Buch, auf dessen Deckel ein süßer Dackel zu sehen war, war zwar schön und gut, aber ein lebendiges Tier wäre Marlene lieber gewesen. Um ihre Traurigkeit zu überwinden, fing Marlene trotzdem an, unter dem Weihnachtsbaum in dem neuen Buch zu lesen, während Mama, Papa und ihre Großeltern es sich auf der Couch und in den Sesseln gemütlich machten, Plätzchen naschten, sich einen Eierlikör genehmigten und dem Weihnachtsoratorium im Radio lauschten.

Marlene hatte kaum zwei Seiten gelesen, als es an der Tür klingelte. Wer käme jetzt denn noch zu Besuch? Wahrscheinlich wieder die Nachbarin, die sich etwas ausleihen wollte. Mama bat Marlene, an die Tür zu gehen und nachzuschauen. Immer ich, dachte Marlene und trottete zur Tür, als sie ein leises Hundefiepen vernahm. Wie elektrisiert riss Marlene die Haustüre auf, um dann in ein Freudengeschrei auszubrechen. Sie konnte ihr Glück nicht fassen. Vor der Tür stand ein Hundekörbchen, in dem ein kleiner Dackel unter einer warmen Decke hervorlugte. Marlene nahm den kleinen Kerl sofort auf den Arm, der ihr zum Dank dafür quer über das Gesicht schleckte. Wer hatte ihn vor die Tür gestellt? Das Christkind, Mama oder Papa? Und gehörte er jetzt ihr und durfte sie ihn behalten? Sie durfte! In der Nachbarschaft hatte eine Dackeldame vor ein paar Wochen drei Welpen zur Welt gebracht. Und als der Nachbar Mama gefragt hatte, ob sie ein Junges für ihre Tochter haben wolle, hatte diese sich in die herzigen Kerlchen Hals über Kopf verliebt und einen für den Heiligabend bestellt.

Dass der weitere Heiligabend nicht ruhig verlief, lässt sich denken. Purzel, wie Marlene den Familienzuwachs nannte, sorgte für reichlich Kapriolen und dafür, dass keine Langeweile aufkam. Und die Moral von der Geschicht', Gebet zum Christkind schadet nicht!

20. Dezember

Anregungen:

Wenn möglich, wäre die Anwesenheit eines Hundes eine wunderbare Unterstützung zum emotionalen Fühlen und Verstehen der Geschichte; ein schöner, flauschiger Stoffhund, der gestreichelt werden kann, erfüllt aber auch seinen Zweck. Auch süße Hundebilder werden gerne angesehen und stimmen auf die Geschichte ein.

Viele Demenzerkrankte sind mit einem Hund oder einem anderen Haustier groß geworden oder haben im späteren Leben ein eigenes Tier gehabt, von dem sie gerne erzählen.

Sich über erfüllte oder auch unerfüllte Herzensweihnachtswünsche im Anschluss an die Geschichte zu unterhalten, berührt die Seele und stiftet Gemeinschaft. Vielleicht lässt sich der eine oder andere unerfüllte Kindheitswunsch sogar noch einmal erfüllen.

Weihnachten

Mir ist das Herz so froh erschrocken,
das ist die liebe Weihnachtszeit!
Ich höre fern her Kirchenglocken
mich lieblich heimatlich verlocken
in märchenstille Herrlichkeit.

Ein frommer Zauber hält mich wieder,
anbetend, staunend muss ich stehn;
es sinkt auf meine Augenlider
ein goldner Kindertraum hernieder,
ich fühl's, ein Wunder ist geschehn.

Theodor Storm

21. Dezember

21. Dezember

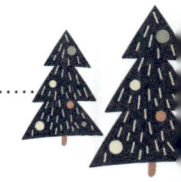

Die wundersame Vermehrung

Waltraud saß auf dem Papierkasten in der Küche und stopfte sich gierig Brot in den Mund, das Mutter gerade gebacken hatte. Eigentlich verdiente das bröckelige Zeug aus Gerste und Mais nicht den Namen Brot, aber in der Not frisst der Teufel Fliegen, und so schlimm war es Gott sei Dank noch nicht, auch wenn die Zeiten mehr als schlecht waren. Zum Glück hatten sie einen großen Garten, der so einiges hergab und dessen Früchte jetzt im Winter in Form von Einweckgläsern ein Segen waren. Sie mussten also wenigstens nicht wie viele andere hungern.

In ein paar Tagen war Weihnachten, auf das sich Waltraud riesig freute, schlechte Zeiten hin oder her. Von der Bescherung am Heiligabend war zwar nicht viel zu erwarten, aber vielleicht gäbe es am ersten Weihnachtstag, wenn die ganze Verwandtschaft anrückte, wenigstens etwas Vernünftiges zu essen. Eine fette, knusprige Gans gefüllt mit Äpfeln, dazu Rotkraut und Klöße wären himmlisch, dachte Waltraud. Und die Spucke floss ihr unwillkürlich aus dem Mund. Aber davon konnte man bei den augenblicklichen Hungerrationen, die es auf die Lebensmittelkarten gab, nur träumen. Mutter war zwar eine Künstlerin, wenn es um das Organisieren von Essen ging, aber eine Gans, eine richtige Weihnachtsgans, war wohl zu viel verlangt.

Der erste Weihnachtstag kam und pünktlich zum Mittagessen trudelte die Verwandtschaft ein. Mama hatte sich den ganzen Vormittag geheimniskrämerisch in der Küche verschanzt und jedem den Zutritt verboten. Ab und an wehte ein verheißungsvoller Duft nach etwas Gebratenem unter der Küchentür hervor. Endlich war es so weit und alle, Oma, Opa, Tanten und Onkel, Cousins und Cousinen, saßen um den großen Tisch in der Stube herum und schauten mit großen, erwartungsvollen Augen und mächtig knurrenden Mä-

21. Dezember

gen in Richtung Küchentür. Die Tür ging dann auch endlich auf, und Mama trat in weißer, gestärkter Schürze mit einer Silberplatte heraus, auf der sage und schreibe doch tatsächlich eine dampfende, fette, knusprige Gans prangte. Waltraud fiel vor Staunen der Unterkiefer nach unten, aber die Vorstellung war noch nicht zu Ende. Mama verschwand geschwind ein zweites Mal in der Küche und erschien erneut mit einer Platte, auf der ebenfalls eine herrlich gebrutzelte Gans ihrem Verzehr entgegenfieberte. Doch kaum standen die beiden Gänse friedlich dampfend nebeneinander auf dem Tisch, als Mama schon wieder in die Küche flitzte, um stolz eine dritte, nicht minder fette Gans, deren Haut appetitlich glänzte, auf dem Tisch landen zu lassen. Aller guten Dinge sind eben drei, dachte Waltraud und kniff sich in den Arm, um zu testen, ob sie wach war oder träumte.

Wie war das Weihnachtsganswunder zustande gekommen? Nun, Mama hatte ihr letztes, echtes Collier für eine Gans auf dem Schwarzmarkt versetzt, Onkel Karl mit selbst gebranntem Schnaps einen Bauern bestochen, der ihm dafür eine Gans überlassen hatte, und Gans Nr. 3 stammte von Opa, der dafür sogar seinen Ehering geopfert hatte. Er war der Auffassung, dass er so lange verheiratet wäre, dass er keinen Ehering zur Erinnerung daran mehr benötigte. Und da alle zuvor voneinander nichts von ihrer geheimen Mission, eine Weihnachtsgans aufzutreiben, gewusst hatten, waren am Heiligabend drei stolze Gänse in Mamas Küche gelandet, die das jeweilige Federvieh als Überraschung für den Rest der Familie vorbereiten sollte. Mama hatte natürlich geschwiegen wie ein Grab und sich diebisch auf die Überraschung der wundersamen Gänsevermehrung gefreut.

Was das für ein Festmahl wurde, kann man sich denken, allerdings nicht ohne Nachwehen. Das einzige Klo im Haus war für den Rest des Tages chronisch besetzt.

21. Dezember

Anregungen:

Ein Foto von einer appetitlich gebräunten Gans, ein duftender Apfel und ein Sträußchen Majoran können sinnlich auf die Geschichte einstimmen.

Fragen Sie Ihren/Ihre Zuhörer, was sie früher zu Weihnachten gegessen haben.

Gab es vielleicht besondere Tischgebete, an die sich jemand erinnert?

An welche Tischregeln mussten sich der/die Zuhörer als Kind halten? (Nicht mit vollem Mund sprechen, gerade sitzen, den Teller aufessen etc.?)

Weihnachten

Weißer Flöckchen Schwebefall,
Stille Klarheit überall,
Glockenklang und Schellenklingen,
Mäulchen, die vom Christkind singen,
Flammen, die von grünen Zweigen
Gläubig, strahlend aufwärtssteigen,
Und im tiefsten Herzen drinnen
Ein Erinnern, ein Besinnen …

Neige dich, mein Herz, und bete,
Dass das Christkind zu dir trete,
Auch in deiner Schwachheit Gründen
Eine Flamme zu entzünden,
Die das Ringen Deiner Tage
Gläubig strahlend aufwärtstrage.

Anna Ritter

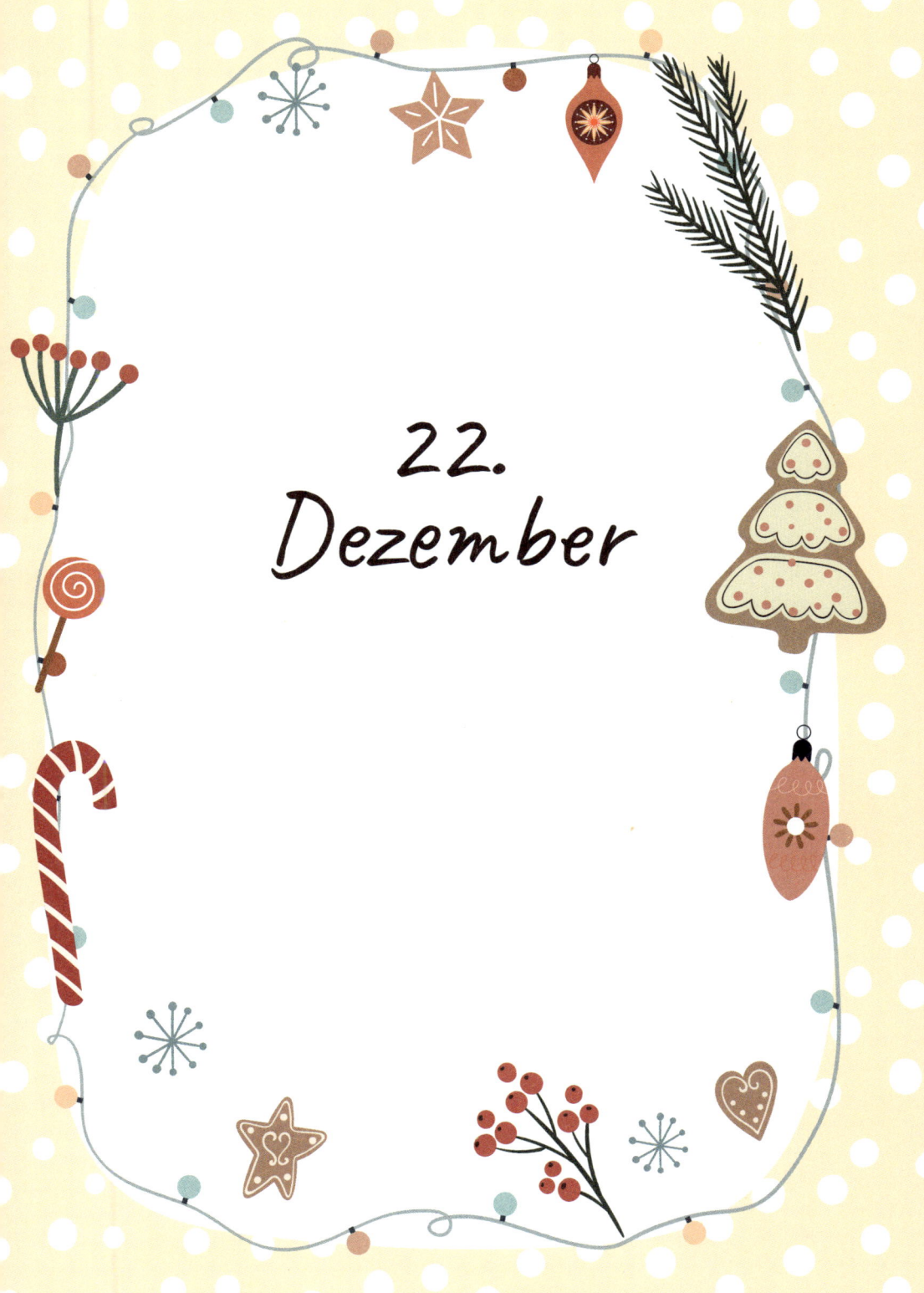

22. Dezember

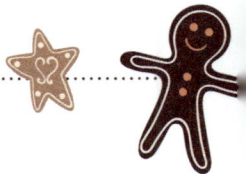

Adventskranz in Not

Mutter legte einige Holzscheite auf die bereits vorhandene Glut im Herd. Der Ofen bullerte erneut los und eine mollige Wärme breitete sich in der fast dunklen Küche aus. Nur ein zuckendes rötliches Licht, das durch die Ringe der Ofenplatte blitzte, und die still vor sich hin brennenden Kerzen am Adventskranz durchdrangen das Dunkel und gaben dem Raum eine schummrige Helligkeit.

Heute war der vierte Advent und in Helenes Adventskalender war ein Adventskranz mit vier roten Kerzen abgebildet gewesen, genauso wie er jetzt auf dem Küchentisch stand. Helene nippte vorsichtig an ihrem heißen Kakao, den Mutter für sie und ihre Geschwister gekocht hatte. Die Eltern tranken lieber echten Bohnenkaffee, der eine Köstlichkeit zu sein schien, zumindest wenn man den wohlig stöhnenden Geräuschen der beiden beim Trinken Glauben schenken wollte. Der angenehme Duft des Kaffees vermischte sich mit dem der dampfenden Bratäpfel, die Mutter gerade aus dem Herd gezogen und mit süßer Vanillesoße auf die Teller verteilt hatte. Helene liebte diese Köstlichkeit, die es nur zur Adventszeit gab, und schob sich genüsslich pustend und schlürfend einen Happen nach dem anderen in den Mund.

In zwei Tagen war schon Weihnachten und Helene malte sich, während sie aß, aus, welche Geschenke das Christkind ihr wohl bringen würde. Vielleicht einen Kaufladen, den sie sich schon so lange sehnlichst wünschte. Oder eine Puppenküche oder auch eine Blockflöte. Dann könnte sie nächstes Jahr die Advents- und Weihnachtslieder, die sie jetzt häufig zusammen sangen, begleiten. Das würde sicher schön klingen. Während Helene ihren Fantasien nachhing, stieg ihr plötzlich Tannenduft in die Nase, der wohl von Vaters Tannenzweig kam, den er gerade in einer der Adventskerzen ankokelte. Die Tannennadeln zischten leise, wenn sie mit dem Feuer in Berührung kamen, und verströmten dann einen herrlich wür-

22. Dezember

zigen Duft, der Weihnachten noch näher rücken ließ. Helene beobachtete, wie die Nadeln verglühten und kleineAscheklumpen hinterließen, die wie Schnee auf den Adventskranz fielen.
Da, ganz plötzlich passierte es. Explosionsartig schoss eine Stichflamme empor, die in rasendem Tempo den Adventskranz erfasste. Alle schrien und starrten hilflos auf den brennenden Kranz. Vater kam als Erster zur Besinnung, schnappte sich kurzerhand die Kaffeekanne und kippte, ohne zu zögern, den kostbaren Kaffee als Löschwasser über den Kranz. Das Feuer wurde schlagartig kleiner und Mutter, die sich inzwischen mit zwei Topfdeckeln bewaffnet hatte, erledigte den Rest und erstickte die noch leicht züngelnden Flammen. Irgendwie musste wohl ein Funke beim Kokeln mit dem Tannenzweig auf den schon ziemlich trockenen Adventskranz gekommen sein und das Feuer entfacht haben. „Das war wohl jetzt ein bisschen zu viel Weihnachtsduft", bemerkte Vater kleinlaut und betrachtete die Bescherung, die er auf dem Tisch angerichtet hatte. Zum Glück war nicht viel passiert, außer dass die vier Kerzen jetzt in einem kohlrabenschwarzen Kranz steckten, die Küche statt nach Tannenduft nach Rauch roch und Rußflocken durch die Luft waberten. „So eine Schweinerei, und jetzt müssen wir ohne Adventskranz weiterfeiern!", jammerte Mutter. Aber das war nicht so schlimm. In zwei Tagen war schließlich Weihnachten und da hatte der Adventskranz ohnehin ausgedient und musste dem Weihnachtsbaum weichen. Kokeleien würde es an Heiligabend aber auf keinen Fall geben. Das musste Papa hoch und heilig versprechen.

22. Dezember

Anregungen:

Ein traditioneller Adventskranz mit roten Kerzen auf dem Tisch unterstützt den Inhalt der Geschichte.

Der Duft von angekokelter Tanne weckt sicher bei vielen Demenzerkrankten Erinnerungen an die Advents- und Weihnachtszeit als Kind.

Vielleicht kann man auch zusammen einen Bratapfel zubereiten und/oder genießen.

Der Bratapfel

Kinder, kommt und ratet,
was im Ofen bratet!
Hört, wie's knallt und zischt.
Bald wird er aufgetischt,
der Zipfel, der Zapfel, der Kipfel,
der Kapfel, der gelbrote Apfel.

Kinder, lauft schneller,
holt einen Teller,
holt eine Gabel!
Sperrt auf den Schnabel
für den Zipfel, den Zapfel,
den Kipfel, den Kapfel,
den goldbraunen Apfel!

Sie pusten und prusten,
sie gucken und schlucken,
sie schnalzen und schmecken,
sie lecken und schlecken
den Zipfel, den Zapfel,
den Kipfel, den Kapfel,
den knusprigen Apfel.

Volksgut

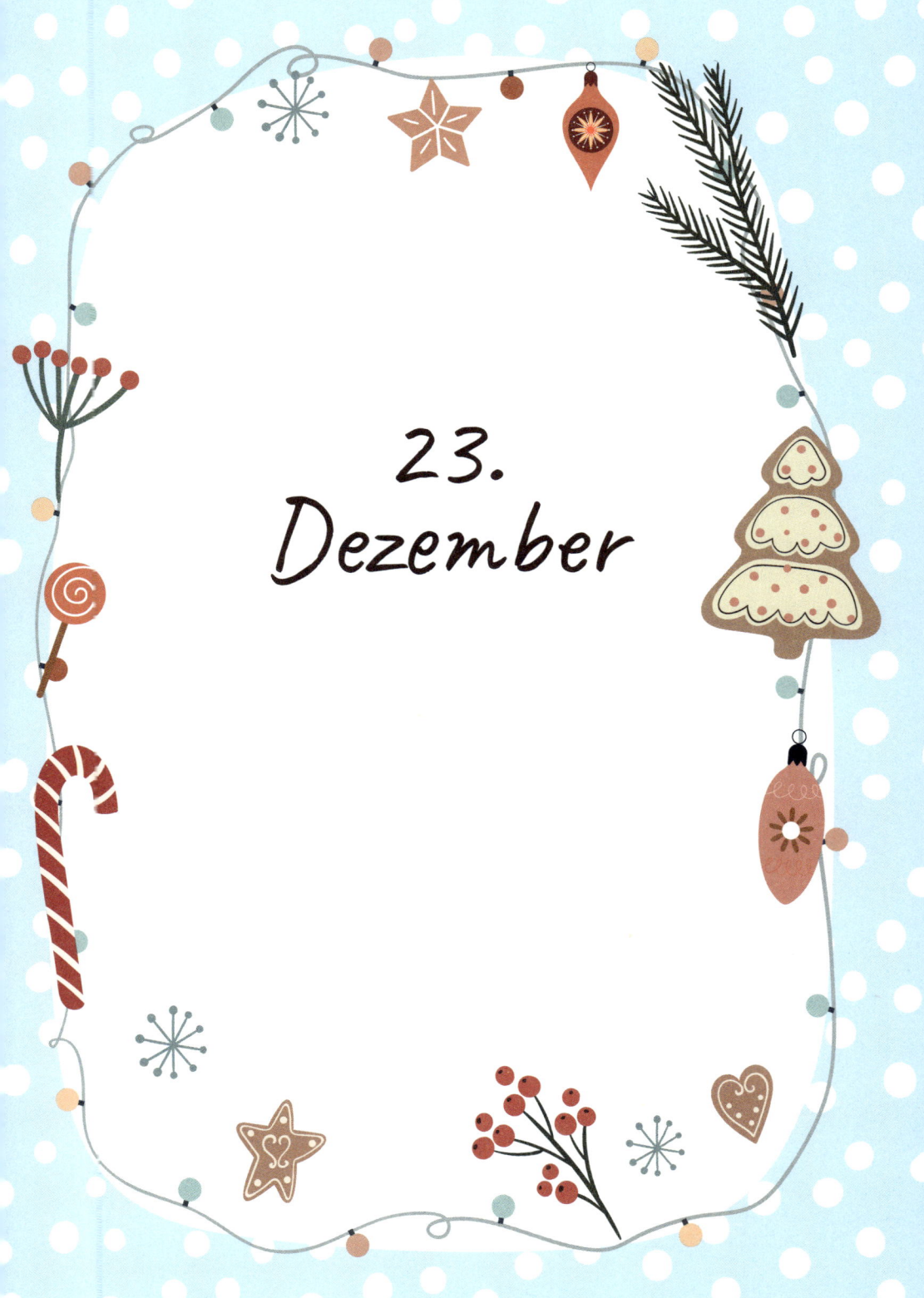
23. Dezember

23. Dezember

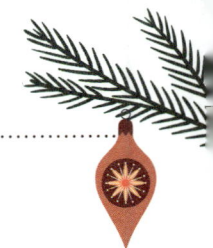

Die Bescherung

Aus dem Radio war „Leise rieselt der Schnee" zu hören und die weiße, stille Landschaft draußen, auf die hell der Vollmond schien, machte dem Lied alle Ehre. Elisabeth saß am Esstisch vor dem Fenster und hatte Weihnachtspapier, Schleifen und kleine Namensanhänger, auf denen Teddybären, Glöckchen, Kugeln und Christbäumchen zu sehen waren, vor sich ausgebreitet.

Daneben türmten sich auf dem Boden Weihnachtsgeschenke, die sie für ihre Lieben einpacken wollte. Ein neuer Teddybär für Lisa, ihre Jüngste, eine kleine Metalleisenbahn für Herbert, ihren Großen, ein Buch über die Kunst des Angelns für ihren Mann, eine Stola aus Fuchsfell für ihre Mutter und eine neue Tabakspfeife für ihren Vater.

Damit sich die Geschenke schön unter dem Weihnachtsbaum stapeln ließen, hatte Elisabeth alte Schuhkartons mit Weihnachtspapier beklebt und ließ jetzt all die Herrlichkeiten darin verschwinden. Um jedes Paket band sie dann kunstvoll eine große, rote Schleife, schob einen grünen Tannenzweig darunter und alles sah perfekt aus. Auf die kleinen Kärtchen schrieb Elisabeth für jeden „Fröhliche Weihnachten" und natürlich den passenden Namen und machte sie an den entsprechenden Päckchen fest. So würde jeder am Heiligabend sein Geschenk finden können.

Es war spät geworden, Elisabeth war müde und gähnte, aber der Anblick der hübsch verpackten Weihnachtsgeschenke weckte Vorfreude in ihr. „Geben ist seliger denn Nehmen", sagte ihre Mutter immer, und das schien zu stimmen.

Der Heiligabend kam und endlich auch die von den Kindern mit Ungeduld erwartete Bescherung. Der Weihnachtsbaum strahlte im warmen Licht der Wachskerzen, und Lametta, Kugeln und silberne Piepmätzchen, die auf seinen Zweigen saßen, gaben der Stube ei-

23. Dezember

nen weihnachtlichen Glanz. Unter den Zweigen warteten die von Mama verpackten Geschenke auf ihre neuen Besitzer. Lisa durfte, weil sie die Kleinste war, als Erste auspacken. Ob in der bunten Schachtel wohl der ersehnte Teddybär drin war? Die Schleife wollte nicht aufgehen und Papa musste helfen. Aber dann hob Lisa den Deckel hoch. Was war das? Darin lag eine weiche Fuchsfellstola und nicht der ersehnte Teddy. Du liebes bisschen, dachte Elisabeth und ihr schoss die Röte ins Gesicht. Irgendwie musste ihr ein Fehler beim Anheften der Namensschilder unterlaufen sein. Wahrscheinlich war der Teddy in Herberts Paket gelandet. Der staunte auch nicht schlecht, als er sein Paket öffnete und statt der gewünschten Eisenbahn ein Buch übers Angeln zum Vorschein kam. Elisabeth wurde ganz schlecht. Wer würde jetzt wohl den Teddy und die Eisenbahn auspacken? Nun, der Teddy war in Omas Schachtel und Papa kriegte die Eisenbahn. Nur Opa hatte Gott sei Dank das richtige Geschenk erwischt, eine neue Tabakspfeife. Nicht auszudenken, wenn eins der Kinder sie ausgepackt hätte.
Elisabeth war die Sache furchtbar peinlich. „So ein Durcheinander", stöhnte sie und fügte entschuldigend hinzu: „Ich war wohl schon etwas müde, als ich die Päckchen mit den Namensschildern versehen habe." Na ja, bei der vielen Arbeit, die Mütter vor dem Fest hatten, konnte das schon einmal passieren, und ein wirkliches Drama war das Ganze nun auch nicht. Es dauerte nicht lange, bis jeder sein richtiges, ihm zugedachtes Geschenk in den Händen hielt. Papa sein Angelbuch, Oma ihre Stola, Herbert seine Eisenbahn und Lisa ihren kuscheligen Teddy.
Schaute man aber ein paar Stunden später als heimlicher Beobachter noch einmal in die Weihnachtsstube, konnte man eine erstaunliche Entdeckung machen. Papa spielte auf dem Boden mit der Eisenbahn, Herbert las begeistert in Papas Angelbuch, Lisa hüpfte mit Omas Fuchsstola durch die Gegend und fand das weiche Teil aller-

23. Dezember

liebst und auf Omas Schoß saß der Teddy von Lisa und hatte Oma in den Schlaf gewiegt. Nur Opa rauchte genüsslich seine neue „Piep", wie er seine Pfeife liebevoll nannte. So schlecht war die ungewollte Vertauschung der Namensanhänger wohl doch nicht gewesen.

Anregungen:

Zum besseren Verständnis kann man vor dem Vorlesen Karten auf den Tisch legen, auf denen Vater, Sohn, Tochter, Oma und Opa abgebildet sind, und die Zuhörer die Geschenke, die in der Geschichte vorkommen, den einzelnen Personen zuordnen lassen. Man könnte in etwa so einleiten: „Was meinen Sie, wer sich wohl diese Dinge zu Weihnachten gewünscht hat?"

Die Verwechslung der Geschenke in der Geschichte kann man während des Lesens ebenfalls auf diese Weise gut sichtbar machen, indem man die Geschenke zu den entsprechenden Personen legt. Nach dem Vorlesen der Geschichte können die Zuhörer dann die „verkehrte Welt" wieder in Ordnung bringen und die Geschenke den richtigen Personen zuordnen.

Teddybär und Eisenbahn wecken oft gute Erinnerungen an Weihnachtsfeste in der Kindheit. Eine Fuchsschwanzstola wird gern angefasst und ist eine angenehme sinnliche Erfahrung.

Ein kleines, eingepacktes Geschenk für die/den Zuhörer hebt immer die Stimmung.

„Morgen, Kinder, wird's was geben!"

Morgen, Kinder, wird's was geben!
Morgen werden wir uns freun!
Welche Wonne, welches Leben
Wird in unserm Hause seyn;
Einmal werden wir noch wach,
Heysa, dann ist Weihnachtstag!

Wie wird dann die Stube glänzen
Von der großen Lichterzahl!
Schöner, als bey frohen Tänzen
Ein geputzter Kronensaal.
Wisst ihr noch, wie vor'ges Jahr
Es am Heil'gen Abend war?

Wisst ihr noch mein Räderpferdchen?
Malchens nette Schäferin?
Jettchens Küche mit dem Herdchen
Und dem blank geputzten Zinn?
Heinrichs bunten Harlekin
Mit der gelben Violin?

Wisst ihr noch den großen Wagen,
Und die schöne Jagd von Bley?
Unsre Kleiderchen zum Tragen,
Und die viele Näscherey?
Meinen fleiß'gen Sägemann
Mit der Kugel unten dran?

Welch ein schöner Tag ist morgen!
Neue Freude hoffen wir.
Unsre guten Eltern sorgen
Lange, lange schon dafür.
O gewiss, wer sie nicht ehrt,
Ist der ganzen Lust nicht werth.

Nein, ihr Schwestern und ihr Brüder,
Lasst uns ihnen dankbar seyn,
Und den guten Eltern wieder
Zärtlichkeit und Liebe weihn,
Und aufs Redlichste bemühn,
Alles, was sie kränkt, zu fliehn.

Lasst uns nicht bey den Geschenken
Neidisch auf einander sehn;
Sondern bey den Sachen denken:
„Wie erhalten wir sie schön,
Dass uns ihre Niedlichkeit
Lange noch nachher erfreut?"

Volksgut

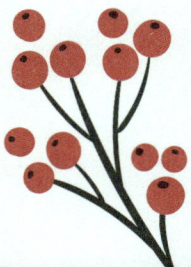

24. Dezember

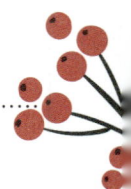

Das Festmahl

Die ganze Nacht hatte es geschneit und auch jetzt hing der Himmel voll grauer Wolken. Kater Caesar lag auf der Küchenfensterbank und döste vor sich hin. Was sollte man bei diesem Wetter auch anderes treiben? Kaum machte man einen Schritt vor die Tür, versank man bis zum Bauch in einer elend kalten Masse, die die Menschen zwar wegzufegen versuchten, aber, wie er fand, nicht gerade erfolgreich. Eigentlich schlief Caesar üblicherweise auf dem Sofa im Wohnzimmer, aber heute hatte man ihn von dort unsanft verscheucht. Dabei hatte er nur an dem neu aufgestellten, wunderbar duftenden Tannenbaum, der vom Boden bis zur Decke reichte, seine Krallen wetzen wollen. Dass der Baum nicht extra für ihn aufgestellt worden war, damit er bei dem kalten und nassen Wetter nicht nach draußen müsste, hatte er ja schließlich nicht wissen können. Manchmal gab es eben kleinere Missverständnisse zwischen ihm und seinen Menschen.

Irgendwie ging es heute ohnehin schrecklich hektisch im Haus zu, was Caesar überhaupt nicht behagte. Er liebte es ruhig und hasste Veränderungen. Dauernd hieß es: „Caesar, geh' aus dem Weg!" oder „Nicht da hinein!". Die Menschen bereiteten sich auf das Weihnachtsfest vor, was mit einer Menge Unruhe verbunden war. Caesar interessierte das nicht „die Bohne", zumal er noch nicht einmal etwas von den Köstlichkeiten abbekam, die sein Frauchen in der Küche zauberte. Dauernd stieg ihm der Duft von gebratener Ente in die Nase, sodass ihm das Wasser in seinem Mäulchen zusammenlief. Ein ordentliches Stück davon abzubekommen, war jedoch Fehlanzeige. Sein Versuch, sich dem Braten zu nähern, hatte ihm einen Klaps mit der Zeitung auf seine empfindliche Nase eingebracht, und so hatte er sich beleidigt auf die Fensterbank zurückgezogen. Nun, vielleicht würde später etwas für ihn abfallen. Caesar gähnte noch einmal ausgiebig, sodass jeder Zahnarzt seine Freude an der Ansicht seiner wohlgeformten, spitzen Zähne gehabt hätte, rollte sich zusammen und verschlief den Tag bis zum späten Nachmittag.

Gerade träumte er noch von knusprigen Entenbeinen, als ein laut scheppernder Geräusch ihn aus seinen Träumen riss. Frauchen war ein Topfdeckel aus der Hand gerutscht und auf den Fußboden gedonnert. Somit war es auch in der Küche mit der Katzenruhe vorbei. Caesar machte einen ausführlichen Buckel zwecks Dehnung der Glieder, reckte und streckte sich, und da das weiße Nass draußen noch immer nicht verschwunden war, machte er sich auf Erkundungsreise durchs Haus. Die Stube war fest verschlossen und auch bei den anderen Zimmern schien der Zutritt heute verboten zu sein. Nur die Badezimmertür stand einladend einen Spalt offen. Dahinter war heute ein merkwürdiges Plätschern zu hören, das Caesar neugierig machte. Geschwind huschte er durch den geöffneten Türspalt, um der Sache auf den Grund zu gehen.

Von seinen Menschen konnte er niemanden im Bad entdecken, aber das Geräusch kam eindeutig aus der Badewanne. Mit einem Satz sprang Caesar auf den Badewannenrand, und was sich ihm dann eröffnete, ließ ihm Weihnachten schon viel sympathischer erscheinen. Im Wasser schwamm ein fetter Karpfen aufgeregt hin und her und Caesar begriff sofort, dass der wohl sein Festmahl sein musste, denn Fisch war sein Leibgericht. Vorsichtig duckte er sich und beobachtete ruhig sein schwimmendes Abendessen, um dann im richtigen Moment den Karpfen ruckartig am Nacken zu schnappen und ihn gekonnt aus der Badewanne auf den Fußboden zu schleudern. Wild mit den Flossen rudernd und nach Luft schnappend, schlug der Fisch auf den Fliesen des Badezimmers um sich. Caesar verpasste ihm wieder und wieder ein paar heftige Ohrfeigen, bis er endlich mit dem dummen Gezappel aufhörte und Caesar in Ruhe sein Festmahl verspeisen konnte. Mit dick gefülltem Bäuchlein sich das Mäulchen leckend verließ Caesar nach einer Weile das Badezimmer, um sich zu einem Verdauungsschläfchen zurückzuziehen. „Weihnachten ist doch nicht so schlecht", dachte er zufrieden. Dass seine Familie von der Bescherung im Badezimmer nicht erbaut war, lässt sich denken. Caesar wurde für den Rest des Heiligabends im Schlafzimmer eingesperrt, was er nicht verstand, denn er hatte noch reichlich vom Karpfen für seine Menschen übriggelassen. Aber letztlich war es ihm auch egal. Mit wohlgefülltem Bauch ließ es sich herrlich in Frauchens Bett schlafen. Auf spritzende Wunderkerzen und schräges Gesinge von Weihnachtsliedern hatte er eh keine Lust gehabt.

Anregungen:

Eine schlafende Stofftierkatze (es gibt Produkte, die mit Batteriebetrieb sogar atmen), die man streicheln kann, gefällt fast immer.

Hatte vielleicht jemand früher eine Katze als Haustier und kann über sie oder eventuell auch über „Streiche" etwas erzählen. Was ist das Besondere an Katzen?

Auch über Traditionen um den Heiligabend herum lässt es sich nach dem Vorlesen der Geschichte gut plaudern. (Was wurde gegessen? Ging man in die Kirche? Wurde musiziert? Hat jemand die Weihnachtsgeschichte aus der Bibel vorgelesen? Wurden auch Tiere am Heiligabend besonders bedacht? etc.)

„Fröhliche Weihnacht überall"

„Fröhliche Weihnacht überall!",
tönet durch die Lüfte froher Schall.
Weihnachtston, Weihnachtsbaum,
Weihnachtsduft in jedem Raum!
„Fröhliche Weihnacht überall!"
tönet durch die Lüfte froher Schall.

Darum alle stimmet
in den Jubelton,
denn es kommt das Licht der Welt
von des Vaters Thron.

„Fröhliche Weihnacht überall!",
tönet durch die Lüfte froher Schall.
Weihnachtston, Weihnachtsbaum,
Weihnachtsduft in jedem Raum!
„Fröhliche Weihnacht überall!",
tönet durch die Lüfte froher Schall.

Licht auf dunklem Wege,
unser Licht bist du;
denn du führst, die dir vertraun,
ein zu sel'ger Ruh'.

„Fröhliche Weihnacht überall!",
tönet durch die Lüfte froher Schall.
Weihnachtston, Weihnachtsbaum,
Weihnachtsduft in jedem Raum!
„Fröhliche Weihnacht überall!",
tönet durch die Lüfte froher Schall.

Was wir andern taten,
sei getan für dich,
dass bekennen jeder muss,
Christkind kam für mich.

„Fröhliche Weihnacht überall!",
tönet durch die Lüfte froher Schall.
Weihnachtston, Weihnachtsbaum,
Weihnachtsduft in jedem Raum!
„Fröhliche Weihnacht überall!",
tönet durch die Lüfte froher Schall.

Volksgut

Bibliografische Information der Deutschen Bibliothek
Die Deutsche Bibliothek verzeichnet diese Publikation in der Deutschen Nationalbibliografie;
detaillierte bibliografische Daten sind im Internet über http://dnb.ddb.de abrufbar.

1. Auflage 2024
© 2024 Verlag Ernst Kaufmann, Alleestraße 2, 77933 Lahr
www.kaufmann-verlag.de

Dieses Buch ist in der vorliegenden Form in Text und Bild urheberrechtlich geschützt. Jede Verwertung ist ohne Zustimmung des Verlags Ernst Kaufmann unzulässig und strafbar. Dies gilt insbesondere für Nachdrucke, Vervielfältigungen, Übersetzungen, Mikroverfilmungen und die Einspeicherung und Verarbeitung in elektronischen Systemen.

Illustrationen: Liliana Danila, shutterstock.com
Druck und Bindung: Balto print

ISBN 978-3-7806-1418-6